Recurrent Pregnancy Loss and Adverse Natal Outcomes

复发性流产与不良妊娠结局

原著 Minakshi Rohilla

主译 冯 玲

中国科学技术出版社

·北 京·

图书在版编目（CIP）数据

复发性流产与不良妊娠结局 /（印）米纳克希 · 罗希拉 (Minakshi Rohilla) 原著 ; 冯玲主译 . — 北京 : 中国科学技术出版社 , 2021.6

书名原文 : Recurrent Pregnancy Loss and Adverse Natal Outcomes

ISBN 978-7-5046-9002-9

Ⅰ . ①复… Ⅱ . ①米… ②冯… Ⅲ . ①流产 Ⅳ . ① R714.21

中国版本图书馆 CIP 数据核字 (2021) 第 054537 号

著作权合同登记号：01-2021-1660

策划编辑 焦健姿　费秀云
责任编辑 王久红
装帧设计 佳木水轩
责任印制 李晓霖

出　　版 中国科学技术出版社
发　　行 中国科学技术出版社有限公司发行部
地　　址 北京市海淀区中关村南大街 16 号
邮　　编 100081
发行电话 010-62173865
传　　真 010-62179148
网　　址 http://www.cspbooks.com.cn

开　　本 889mm × 1194mm 1/16
字　　数 234 千字
印　　张 9
版　　次 2021 年 6 月第 1 版
印　　次 2021 年 6 月第 1 次印刷
印　　刷 天津翔远印刷有限公司
书　　号 ISBN 978-7-5046-9002-9 / R·2687
定　　价 98.00 元

版权声明

Recurrent Pregnancy Loss and Adverse Natal Outcomes
ISBN：978-1-138-35182-0

译者名单

主　译　冯　玲

译　者（以姓氏笔画为序）

王少帅　韦丽杰　乌剑利　石鑫玮
朱盛兰　刘海意　刘燕燕　李　伟
李淑芳　肖　娟　吴媛媛　余　俊
辛　星　张婧怡　林星光　周　璇
高　绚　龚　洵

内容提要

本书引进自世界知名的CRC出版集团，由Minakshi Rohilla教授联合众多国际妇产科专家共同打造，国内华中科技大学同济医学院附属同济医院产科十余位专家联合翻译，是一部临床指导意义极强的复发性流产诊疗著作。著者结合自身多年的临床实践经验，从高危因素、孕前咨询、妊娠管理等多角度，全面介绍了孕早期、孕中期复发性流产的病因、诊疗方案及各种不良孕产史，同时覆盖了孕早期复发性流产、孕中期流产（包括宫颈功能不全引起的无痛性流产）、早产、孕晚期胎儿死亡、死产、复发性肝内胆汁淤积症、高血压、胎盘早剥、瘢痕子宫/子宫破裂等妊娠合并症等内容，还对有智力障碍儿童、遗传性疾病患儿生育史的女性患者遗传咨询及管理方法进行了阐述。本书从临床实际应用出发，内容全面系统，形式清晰明了，是母体医学、胎儿医学及相关专业医师的理想参考书，非常适合妇产科医师，特别是在高危妊娠及不良妊娠结局治疗领域的医务人员参考阅读。

原著者、译者简介

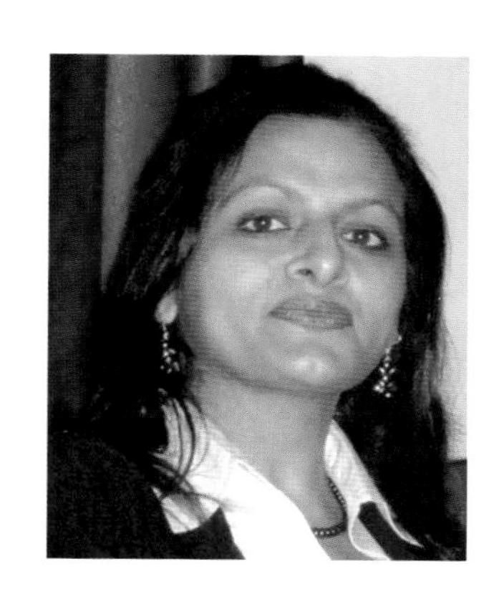

Minakshi Rohilla，医学博士，印度昌迪加尔医学教育与研究所妇产科教授，复发性流产门诊咨询专家，高危妊娠和围产医学协会主任委员。研究方向涉及复发性流产的各种病因，包括免疫方面、遗传性血栓形成倾向、既往死产和甲状腺自身免疫与复发性流产妇女的妊娠结局等。在知名期刊上发表50余篇学术论文。

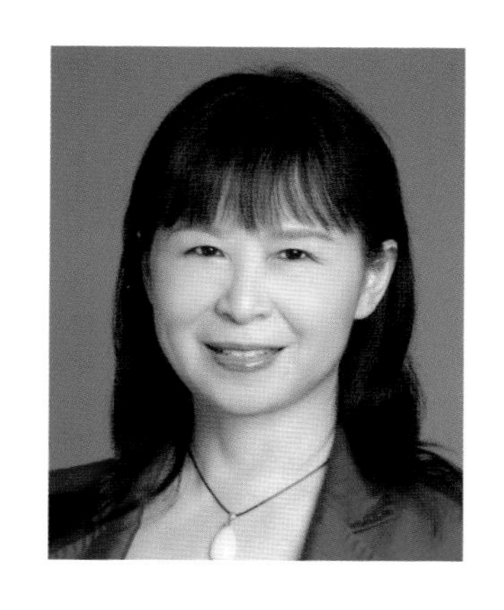

冯玲，二级教授，主任医师，博士研究生导师，华中科技大学同济医院产科主任。

学会任职：中华围产医学会委员，中华围产医学会重症学组副组长，中华围产医学会围产营养与代谢学组委员，中国妇幼保健协会母胎医学分会副主委，武汉医学会妇产科分会主任委员，国家产科专业质控中心专家委员会成员，湖北省产科医疗质量控制中心副主任，中国妇幼保健协会围产营养与代谢分会常委，中国妇幼保健协会高危妊娠管理专业委员会常委，湖北省妇产科医师协会常委，中国女医师协会母胎医学专业委员会常委，妇幼健康学会母胎医学专业委员会委员，中国医师协会母胎医学专业委员会委员，中国医师协会医疗安全与健康保障委员会委员，中华预防医学会生命早期发育与疾病防控专委会委员，《中国生育健康杂志》编委，《母胎医学杂志》(英文版)编委，第十七届武汉医学会理事，中国医师协会分娩镇痛专家工作委员会副总干事。

译者前言

复发性流产是近年来母胎医学相关医务人员在临床工作中面临的非常棘手的常见疾病。国际学术界对复发性流产的定义仍缺乏统一认识，认为引起复发性流产的病因是复杂多样的，甚至是多因素共同引起的，因此在临床上针对复发性流产的治疗方法多种多样。此外，对于有复发性流产病史女性患者的妊娠管理需要多学科团队间的相互协作，如母体医学、胎儿医学、新生儿科、临床遗传学科、风湿免疫科、病理科等。为获得良好的妊娠结局，每位临床医生都应全面细致了解并掌握复发性流产的病因筛查及治疗流程。

本书是新近出版的有关存在复发性流产病史女性患者治疗及妊娠管理的实用著作。按流产发生的妊娠时期进行分类，介绍了孕早期复发性流产、孕中期流产（包括宫颈功能不全引起的无痛性流产）、早产、孕晚期胎儿死亡、死产等的诊断、高危因素、病因筛查、治疗及再次妊娠管理。此外，书中还介绍了复发性肝内胆汁淤积症、高血压、胎盘早剥、瘢痕子宫/子宫破裂等妊娠期合并症对复发性流产的影响及妊娠管理。著者对有智力障碍儿童、遗传性疾病患儿生育史的女性患者遗传咨询及管理方法也进行了阐述，可帮助读者全面理解复发性流产这一复杂的常见疾病。书中内容新颖、有理有据、实用性强，对临床工作有很好的指导意义。

本书的译者均来自华中科技大学同济医学院附属同济医院产科。在翻译整理过程中，为尽可能全面反映著者的诊疗理念及妊娠管理方案，各位译者对各种引起复发性流产的病因、妊娠管理流程进行了反复推敲，力求准确表述著者原意并易于国内读者理解。我们相信，母体医学、胎儿医学和临床遗传学咨询领域等多学科的临床医师都能从本书中汲取国际上的新理念，从而为复发性流产女性患者提供更好的服务。

感谢著者针对复发性流产的诊疗精心编写了这部精彩的著作，同时也感谢中国科学技术出版社对我们引进翻译本书给予的帮助与支持。感谢各位译者为本书翻译的辛苦付出。希望每一位读者在阅读本书时能有所裨益。

尽管我们在翻译过程中反复推敲、斟词酌句，力求准确反映著者本意，但由于国内外临床指南、中外术语规范及语言表达习惯的差异，中文翻译版中可能存在一些表达不妥当及不精准之处，恳请各位同行、读者批评指正。

华中科技大学同济医学院附属同济医院产科主任
二级教授，主任医师，博士研究生导师

原书前言

既往有复发性流产和不良孕产史的高危妊娠是产科医生在临床工作中所面临的一种富有挑战性的常见疾病。复发性流产是一种由多因素引起的疾病，其治疗方法多种多样，在治疗过程中，除产科外，往往还需要与新生儿科、遗传学科、内科、内分泌科和免疫科等其他相关学科开展相互协作。每一位经治医生和实习医生都应对这些女性的病史、诊断和治疗方法有全面细致的了解。

复发性流产的治疗一直是患者和产科医生所面临的难题。近年来，尽管我们对复发性流产的认识和治疗取得了一些进展，但仍有一些不能明确的病因困扰着我们。我一直致力于为产科医生寻找一种实用的方法，用于有复发性流产病史的孕妇处理与治疗。我们在书中倾尽心血，以求向大家提供孕早中期流产、死产和孕晚期新生儿死亡等高危妊娠的治疗方法。为确保本书内容的完整性，书中还增加了对有智力障碍儿童生育史女性患者的管理方法。

希望本书能够成为对这一领域感兴趣的人的“必备宝典”，并可作为妇产科医师、实习医师，特别是在高危妊娠和不良妊娠结局治疗领域的工作者的有益读物。书中各章末还对文中提到的复发性流产的治疗方法进行了总结，并应用图表和流程图突出相关主题。参与本书的编撰既是一次学习的过程，又是一段愉快的经历，希望每一位读者在阅读本书时有所获益。

Minakshi Rohilla, MD

致　谢

真诚感谢我的同事们为本书所作出的努力，尽管他们忙于临床工作，但仍然乐此不疲地编写各个章节。感谢他们在本书撰写和修订方面提供的帮助。感谢我的家人，正是有了他们不断的鼓励，我才能顺利完成本书。还要感谢我的老师，他们辛苦地传授我有关这门学科的知识，让我有能力承担撰写本书的重任。衷心感谢该学科所有的患者，从她们身上我获得了最直接的学习机会。

谨以此书献给我已故的父亲 Sh. Ram Kishore Rohilla
和我的母亲 Smt. Luxmi Devi Rohilla

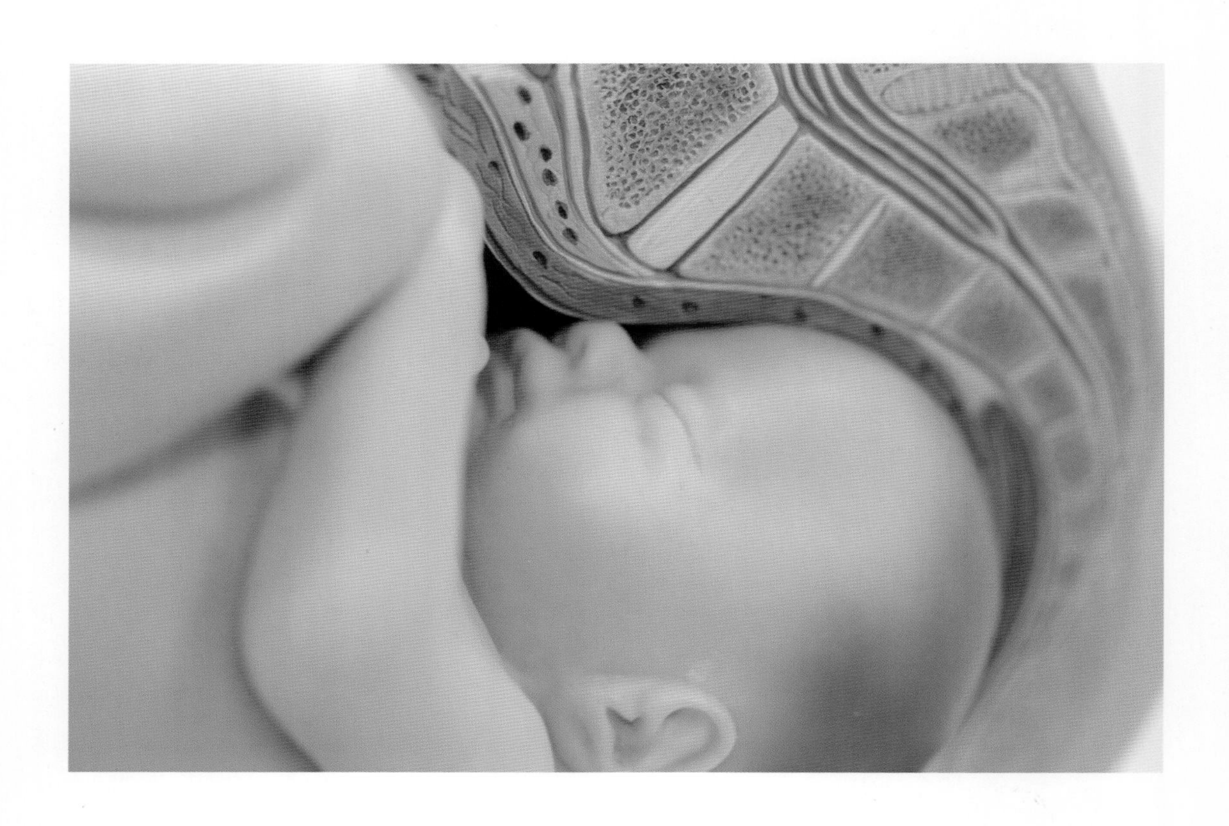

目　录

第 1 章　孕早期复发性流产的诊疗*

Approach to women with recurrent first-trimester abortions: Need of the hour

Tanuja Muthyala　著
刘海意　译

一、问题负担

约有 5% 的育龄女性经历过连续 2 次自然流产，少于 1% 的女性经历过 3 次或 3 次以上的连续自然流产[1]。关于复发性流产（recurrent pregnancy loss，RPL/recurrent spontanous abortion，RSA）的确切发生率，目前还缺乏数据，这是由于常有妊娠事件未被报道：有些流产未被注意，有些是生化妊娠，其余的由于回忆或报道偏差而丢失。由于人口统计数据存在多样化，同时缺乏对 RSA 进行分类的通用或标准化定义，患病率差异很大。

流行病学研究数据显示，偶发性流产的发生率为 25%～30%，其中有 1%～2% 为 RSA[2]。高龄和不孕夫妇的发生率相对较高。由于晚婚晚育和生活方式的改变，这一数据还在上升。在瑞典，2003—2012 年的 10 年研究期间，RSA 的发生率增加了 74%[3]。

二、经济负担

RSA 的诊疗费用包括妊娠相关指标和流产病因检查。如果妊娠丢失不是以自然流产形式出现，则需要药物流产或手术清宫。RSA 的常见病因筛查（必查项目）费用估计为 3551 美元，如果需要进行更全面的检查（备选项目），包括对血栓形成的筛查，则总计为 5176 美元。妊娠组织（products of conception，POC）的染色体核型分析成本约为 1128 美元，负压吸引术的成本估算是 1338 美元。为了降低成本，Nastaran 等[4] 比较了在第 2 次妊娠丢失中将 POC 核型分析作为初步检查的成本效益。如果 POC 是整倍体或有不确定的核型结果，夫妻应该继续进一步的检查；如果核型结果提示为非整倍体胎儿，那么夫妻不建议做进一步评估。这种方案更经济，为特定的年龄组节省了 1135 美元。因为这些夫妻更容易出现抑郁和其他行为变化[4]，所以如果算上医院就

*. 译者注：①诊断名称：文中采用的是 recurrent pregnancy loss，即 RPL，还有包括 recurrent spontanous abortion、recurrent miscarriage、habitual abortion 等。根据我国专家共识及教科书行文习惯，本章统一译为复发性流产（recurrent spontanous abortion，RSA）。
②文中多次出现 products of conception，即 POC，包含中文医学用语中常用的“流产组织”“流产物”“胚胎组织”，文中统一直译为妊娠产物。

诊和心理咨询，费用评估可能会更准确。

三、RSA 的定义

世界卫生组织将流产定义为获得生存能力之前的妊娠丢失[5]。用于 RSA 的各种术语包括复发性流产（recurrent miscarriage）或习惯性流产（habitual abortion）。不同的国家使用过不同的定义和分类[6-9]（图 1-1 和图 1-2）。

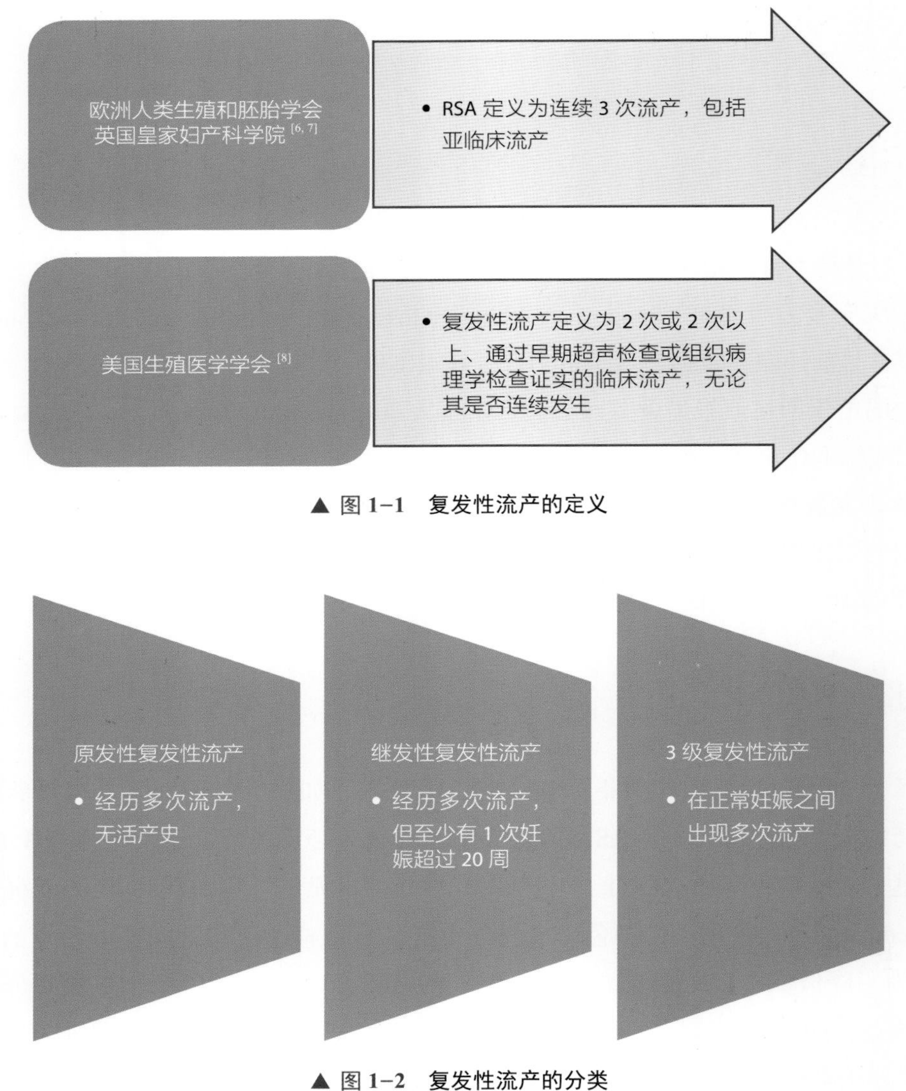

▲ 图 1-1　复发性流产的定义

▲ 图 1-2　复发性流产的分类

引自 Silver RM et al., Obstet Gynecol.2011;118[6]:1402–8.

四、RSA 的再发风险

连续 2 次流产之后再次流产的风险约为 25%，3 次流产之后再次流产的风险约为 30%。谨慎的做法是 2 次妊娠丢失之后即开始针对 RSA 进行检查，如果夫妻有不孕史或女性年龄超过 35 岁则应更早开始检查[10]。

五、可改善和不可改善的危险因素

（一）不可改善的危险因素

1. 年龄

一对 RSA 夫妻，再次妊娠结局的预测是基于女性的年龄和此前妊娠丢失的次数。与 20—35 岁的女性相比，高龄夫妻（女性 35 岁以上，男性 40 岁以上）妊娠的结果往往不利。由图 1–3 所示的折线图可以看出，随着孕妇年龄的增加，早期流产的风险增加[11, 12]。

2. 孕产史

孕产史可预测后续妊娠结局。每一次流产后，女性流产的风险就会增加，连续 3 次流产后，流产的风险约为 40%。活产史并不一定会降低未来流产的风险。即使在连续 4 次妊娠失败后，下一次足月妊娠的概率仍然有 60%～65%[13]。有研究报道，RSA 女性在随后的妊娠中，无论是产前还是产时，都容易出现不良事件，如先兆流产、妊娠期高血压疾病、胎位不正、产前和产后出血、引产、器械助产、手剥胎盘等。因此，患有原发性 RSA 的女性在随后的妊娠中表现得像“虚拟初产妇”，会经历与初产妇相似的分娩特征、并发症和围产期结局[13, 14]。在一项回顾性研究中，Hammoud 等注意到，RSA 患者的早产风险与流产次数成正比，其围产儿死亡率也因为早产原因而偏高。这两者之间的联系很难解释：早期流产继发于着床缺陷，而早产发生在妊娠晚期。可能的解释是早期流产中反复的扩张和刮宫所致的继发性损伤导致了早产发生率上升[15]。

3. 流产孕周

早期流产与中期流产的病因不同，结果也有所不同。与无胚胎活性的流产相比，在胎儿具有心

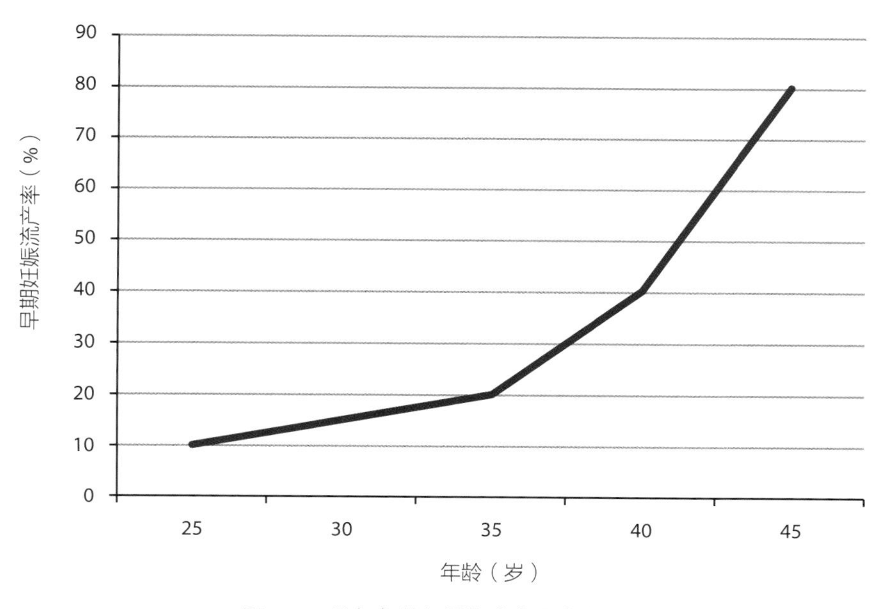

▲ 图 1–3　孕妇年龄与早期流产发生率的关系

管搏动后发生的流产，其预后更差 [13]。

（二）可改善的危险因素

生活方式与环境因素

(1) 体重指数（body mass index，BMI）：BMI 升高与高流产率独立相关。经过助孕治疗后成功受孕的肥胖女性比自然受孕的女性更容易发生流产。一项 204 例流产病例研究显示，流产组织的基因分析结果与孕妇年龄及 BMI 存在相关性（表 1–1）[16]。

表 1–1　母亲年龄及体重指数与流产组织整倍体性的关系

危险因素		整倍体胎儿	非整倍体胎儿	*P* 值
年龄（岁）	＜ 35	51%	40%	0.009
	＞ 35	32%	68%	
BMI（kg/m^2）	＜ 25	37%	63%	0.040
	≥ 25	53%	47%	

精液参数与不明原因 RSA：一项横断面研究对 305 名在泌尿外科就诊的男性进行了精液分析和 DNA 碎片分析，按照男性体重分为超重（BMI 25～30kg/m^2）、肥胖（BMI ≥ 30kg/m^2）和正常（BMI ＜ 25kg/m^2），结果发现肥胖男性 DNA 损伤比例明显偏高 [17]。另外，有 RSA 病史的夫妻，其精子含有两条性染色体的比例明显增加。Carrell 的一项研究发现，与对照组相比，患有不明原因 RSA 的夫妻的平均非整倍体率显著增加 [18]。

(2) 女性饮酒、吸烟或咀嚼烟草、咖啡因摄入：当进行一对一比较时，摄入常规剂量的烟酒或咖啡，与偶发性流产的关联性较弱；但是，对于吸烟和酗酒的男性，其与受精率呈负相关。

(3) 辐射、重金属及污染物的职业暴露：单因素比较，没有显著的风险增加。当职业接触者还具有吸烟和饮酒等其他风险因素时，RSA 的风险评分会增加。De Fleurian 等 [19] 观察到暴露于重金属、溶剂气体和多环芳烃的男性精液参数异常；相对而言，与精液分析报道正常的人相比，那些精液分析报道异常的人，农药和其他化学物质的平均接触指数明显增高 [20]。表 1–2 描述了可改善的危险因素与 RSA 的关系。

（三）早期复发性流产的诊疗方法

流产重复出现提示病因持续存在，必须加以识别和治疗。即使进行大量的检查，也只有 60% 的夫妻能明确病因。筛查、对因治疗、彻底咨询、解释未来可能的风险和复发率及定期随访，可以帮助这些 RSA 患者获得更好的妊娠结局 [2]。检查可分为循证检查（EBW，必查项目）和更广泛的检查（备查项目）。图 1–4 展示了对患有早孕 RSA 的女性的诊疗方法。

（四）循证检查

循证检查包括夫妻双方的遗传学检查、解剖和内分泌因素的评估及抗磷脂抗体的检测。文献

表 1-2　可改善的危险因素及其与复发性流产的关系

危险因素	参考文献	研究类型	推　论
BMI	Rittenberg 等 [21]，Boots 等 [22]	393 例接受体外受精的女性的回顾性研究	BMI ＞ $25kg/m^2$ 的女性的流产风险是 BMI 处于 18.5～$24.9kg/m^2$ 的女性的 2 倍，自然流产的风险高 27%；有 RSA 病史且 BMI ＞ $30kg/m^2$ 的女性发生自然流产的可能性升高 7%
酒精	Rasch[23]	病例对照研究	妊娠早期每周饮酒超过 3 次（OR=2.3）或妊娠期间每周饮酒超过 5 次会增加流产风险
咖啡因	Cnattingius 等 [24]	病例对照研究	每天摄入 3～5 杯咖啡会增加流产风险，摄入越多，流产风险越高
压力	Plana-Ripoll 等 [25]	队列研究	压力与 RSA 是互相关联的，但因果关系还不明确
吸烟	ESHRE 指南 [6]	循证建议	吸烟影响精子质量、着床率、子宫内膜容受性和活产率，建议 RSA 史的夫妇不要吸烟

BMI. 体重指数；ESHRE. 欧洲人类生殖与胚胎学学会；OR. 优势比

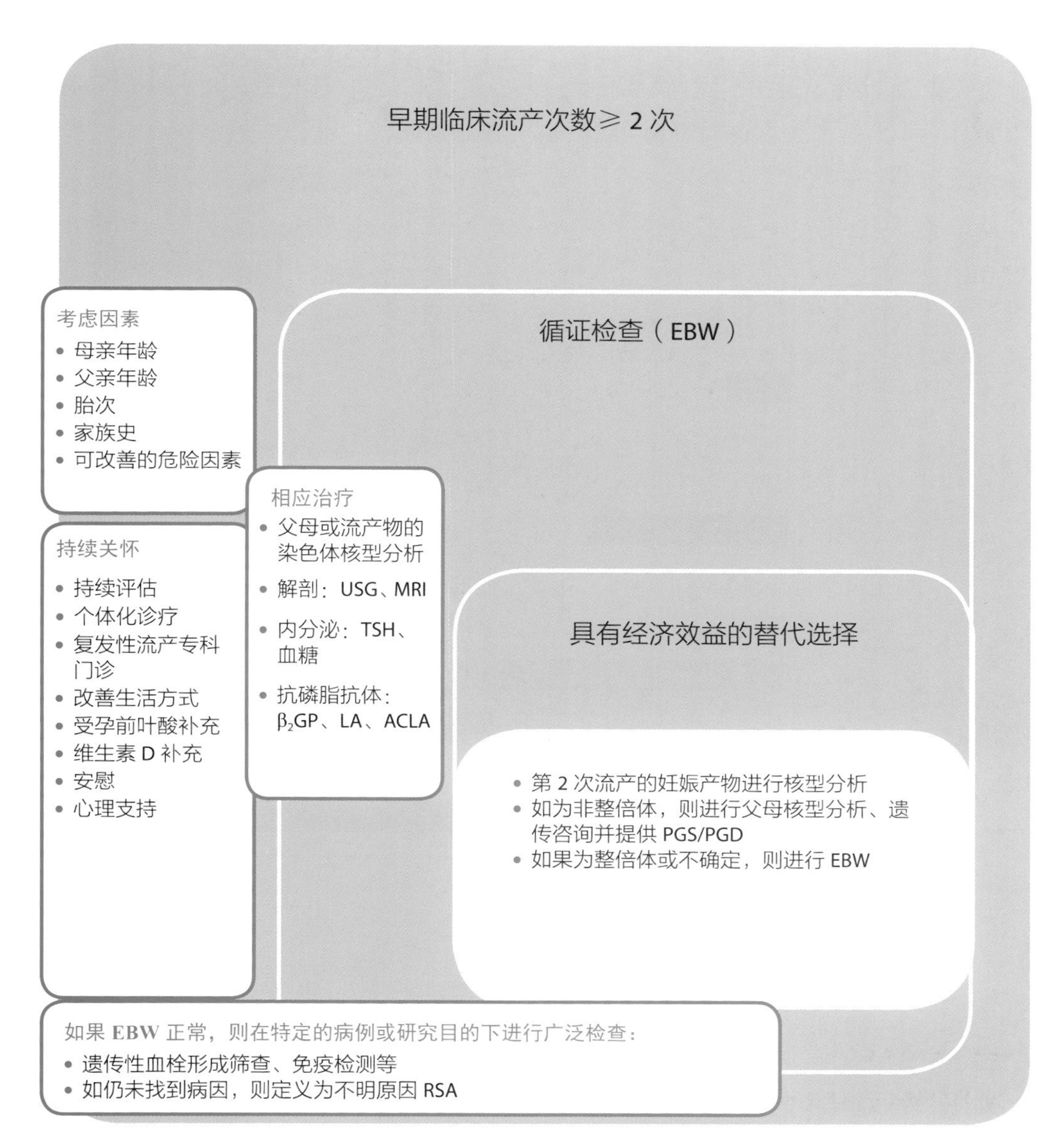

▲ 图 1-4　早期 RSA 女性的诊疗方法

表明，识别和治疗这些病因可能改善再次妊娠的结局。低生育能力的夫妻有相对较高的自然流产率，他们可能合并多种病因，这些夫妻需要进行早期评估，甚至在初次流产之后即开始评估。胚胎丢失或早期复发性流产常合并染色体畸变，也可能继发于抗磷脂抗体、内分泌因素、遗传性血栓形成（抗凝血酶Ⅲ、蛋白C或蛋白S缺乏，凝血因子V或凝血酶原基因突变，高同型半胱氨酸血症），少数有解剖或感染因素。

（五）遗传学病因

早期流产最常见的病因是遗传因素，包括胚胎或父母起源的染色体畸变。在75%的早期自发流产后的流产组织标本中可发现遗传学异常，它可能是平衡（2%～5%）或非平衡易位、胚胎非整倍体、染色体数量异常（最常见的是三体）、基因重复或缺失或少见的单基因突变。平衡易位的夫妻生下患病婴儿的可能性不大[2]。

每次流产后，由遗传因素导致再次流产的风险就会降低。因此，有RSA史的女性中，胚胎非整倍体的发生率比偶发性流产的女性要低[7]。携带非平衡易位的胎儿可能会以流产、死产或伴有严重先天畸形的活产而告终。对比不同妊娠期的妊娠失败，由非整倍体导致的胎儿丢失随妊娠期的推进而降低（图1–5）[26]。美国妇产科学会（ACOG）建议对2次连续流产或3次非连续流产的女性进行流产物的基因分析[2]。

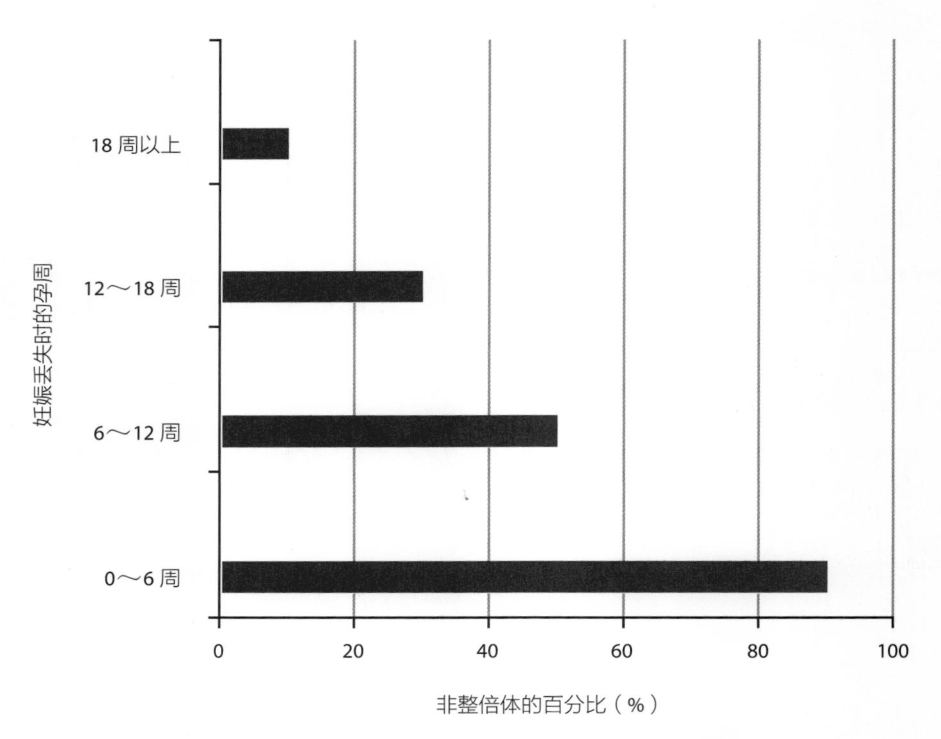

▲ 图1–5　妊娠丢失时的孕周与非整倍体百分比的比较

（六）基因分析

目前，基因检测已经用于诊断和预后判断。

1. 妊娠组织

妊娠组织可以进行基于微阵列的比较基因组杂交（array-CGH）以减少母亲的污染[27]。针对RSA流产组织的检查分为选择性评估和普遍评估两种方式。针对RSA的选择性评估是一种彻底且具有成本效益的方法，意味着只有当核型分析结果表明是一个整倍体胎儿时，才应该做进一步的评估。即使在高龄产妇身上，这种具有成本效益的方法也适用。与之相对的普遍评估则是对每一个有过2次流产病史的夫妇都要进行一组完整的基因检查[28]。

2. 父母的基因检测

外周血核型分析可以揭示遗传物质数量和结构上的异常，这是RSA病因研究中最彻底的遗传因素。特定的染色体异常或者重排都会影响活产的概率。基因咨询可以帮助患病夫妻了解已发现的基因异常的遗传概率、未来流产的风险，以及如果他们选择在不干预的情况下自行妊娠，是否有可能生下一个活的患病孩子。已知的染色体结构异常携带者和一些单基因缺陷携带者也可以选择进行辅助生殖，并结合胚胎植入前遗传诊断（PGD）对胚胎进行遗传分析，然后选择是否进行胚胎移植。父母的核型异常遗传给胎儿的概率比孟德尔遗传预测的要少。在Carp等的队列研究中，已知的双亲核型畸变只出现在10%的流产中，而43.5%的流产是整倍体[29]。这种差异可能是由于某些受影响的胚胎临床前丢失所致。在父母核型异常的情况下，仍然可以鼓励其自然受孕，因为父母核型异常可能不能直接预测随后的胚胎核型异常。核型异常的父母产出健康婴儿的概率为75%，而胎儿核型异常的风险为5%～10%，这可能导致再次流产。如果继续妊娠，可能需要使用产前诊断技术，如早孕绒毛膜绒毛取样进行基因分析。对于不愿这样做的夫妻，可以建议其接受配子捐赠或收养[30]。

但是，即使是最近先进的PGT方法，也没有指南支持其使用或认为其使用可以产生良好的效果。2008年，美国生殖医学学会（ASRM）、欧洲人类生殖和胚胎学会（ESHRE）和英国生育学会认为，常规提供PGT对妊娠结局没有明显改善。有效的PGT对围产期结局没有促进作用，相反，它是昂贵且侵入性的方法。学会建议采用一种保守的、以团队为基础的方法，着重于支持性护理和定期监测[31]。

3. 单基因病

与流产相关的单基因缺陷主要有骨骼肌基因突变（包括三核苷酸重复序列）、参与免疫系统调节的基因突变、与妊娠植入或血栓形成相关的基因突变及某些特定酶的编码基因突变。这些突变导致早期复发性流产的情况较为罕见。

（七）内分泌 / 激素筛查

应检查和治疗未控制的糖尿病、甲状腺疾病和有症状的高泌乳素血症。无论是否有RSA病史，多囊卵巢综合征和黄体功能缺陷患者，其病情治疗方案或妊娠支持治疗都是相似的。

1. 糖尿病与 RSA

在正常妊娠及糖尿病妊娠过程中，极端血糖水平下，孕妇的流产率都会增加；只是在糖尿病妊娠中，其流产率会更高。妊娠期糖尿病与流产风险明显相关，但亚临床葡萄糖耐受不良是否与RSA相关尚不清楚[32]。美国糖尿病协会建议，既往有糖尿病病史的女性有意愿妊娠时应达到以下血糖水平：空腹血糖 60～99mg/dl，餐后血糖 100～129mg/dl，糖化血红蛋白低于 6%[33]。在糖尿病女性中，有自然流产病史者空腹和餐后血糖水平高于有足月分娩活婴史的人。糖化血红蛋白水平越高，流产率越高。例如，早孕阶段糖化血红蛋白较正常水平升高一个标准差，则流产率增加 3.1%，若糖化血红蛋白升高四个标准差，流产率会高达 40%[34]。

应建议女性在妊娠期间不要使用钠葡萄糖协同转运蛋白 1（SGLT1）抑制药（如索格列净）治疗糖尿病。SGLT1 在子宫内膜中表达，并控制糖原积累，而糖原积累对妊娠期组织营养至关重要。胚胎植入时人体子宫内膜的相对 SGLT1 缺陷可能导致早期妊娠失败和产科并发症，包括胎儿生长受限[35]。

2. 甲状腺疾病与 RSA

甲状腺疾病的筛查包括评估血清中促甲状腺激素（TSH）、甲状腺过氧化物酶抗体（anti-TPO）和甲状腺激素（T_4）的水平[36]。

3. 妊娠期血清促甲状腺激素水平

2017 年美国甲状腺协会妊娠指南建议，如果没有当地人群参考正常值，可采用 4.0mU/L 为参考上限。然而，该参考上限偏高，许多亚临床甲状腺功能减退的病例可能被漏诊。因此，可以考虑将参考上限设为妊娠早期 3.0mU/L，妊娠中晚期 3.5mU/L，直到获得具有全国代表性的妊娠期 TSH 的数据[37, 38]。

4. 甲状腺过氧化物酶抗体与 RSA

TPO 抗体的升高与 RSA 的关系存在争议。在对 5914 名患有 RSA 的女性进行的大型队列研究中，TPO 抗体的存在并没有增加整倍体流产或不良妊娠结局的发生率。在药物试验中，TPO 抗体水平升高的患者中使用左甲状腺素（LT_4）并没有降低试验参与者的流产风险，也没有导致 34 周以上的活产率提高[39]。然而，如果 RSA 是由免疫反应引起的，甲状腺自身免疫似乎不是一个敏感的标志。对包含 460 例甲状腺抗体阳性患者和 1923 例正常对照的 8 项研究进行 Meta 分析，发现抗甲状腺抗体阳性和复发性流产之间存在显著相关性（OR=2.3，95%CI 1.5～3.5）[40, 41]。Kim 团队的报道显示，抗甲状腺抗体阳性的复发性流产患者也表现出较高水平的抗心磷脂抗体水平和其他非器官特异性抗体[42]。

没有足够的证据可以确定 LT_4 治疗是否能降低 TPOAb 阳性甲状腺功能正常的新晋孕妇的流产风险。但是，对于 TPOAb 阳性甲状腺功能正常的孕妇，如此前有流产病史，可以考虑给予 LT_4 治疗，不仅风险极小，且具有潜在的好处。在这种情况下，25～50μg 的 LT_4 是经典起始剂量[43]。

在 Lata 等的病例对照研究中，具有 RSA 病史的孕妇的甲状腺自身免疫患病率（31%）明显高于健康孕妇对照组。在 LT_4 治疗后，甲状腺功能正常和甲状腺功能低下的 TPOAb 阳性女性的流产发生率没有差异[44]。

5. 多囊卵巢综合征和 RSA

PCOS 导致的 RSA 约占总妊娠的 50%[45]。但是，对于患有多囊卵巢综合征的女性，无论是否有 RSA，其治疗方法都是相同的。PCOS 与 RSA 相关的可能机制如下[45]。

(1) PCOS 患者的高雄激素血症、高胰岛素血症和胰岛素抵抗（IR）与流产风险增加均有关。Wang 等注意到有 RSA 病史的女性妊娠早期存在更高的 IR。

(2) PCOS 涉及多个混杂因素，这些因素可能单独或联合造成血栓形成，并最终导致 RSA[45]。

(3) 在所有的可能机制中，IR、肥胖和高同型半胱氨酸血症（HHcy）最为重要。发生 RSA 的 PCOS 组 HHcy 和 IR 的发生率分别为 70% 和 56%，明显高于非 PCOS 组（HHcy：57%，IR：6%）。HHcy 引发的流产率明显高于正常同型半胱氨酸组（PCOS：70% vs. 29%；非 PCOS：57% vs. 42%）。同样，IR 组流产率明显高于正常组（PCOS：70% vs. 56%；非 PCOS：57% vs. 6%）[46]。

(4) 在多囊卵巢综合征 [46] 患者中，PAI–I（一种内源性纤溶抑制药）水平升高，伴随的低纤溶状态导致的血栓形成是 RSA 的独立危险因素。

(5) Celik 等比较了 64 例 RSA 孕妇组和 64 例对照组，发现 [47] RPL 组孕妇的空腹血糖、空腹血清胰岛素和 HOMA–IR（胰岛素抵抗稳态模型评估）的平均值显著升高。Jakubowicz 等发现高胰岛素血症导致妊娠早期胰岛素样生长因子结合蛋白 –1（IGFBP–1）和免疫抑制性糖蛋白（glycodelin）浓度降低，从而增加流产的可能性。免疫抑制性糖蛋白可能在抑制子宫内膜对胚胎的免疫反应中发挥作用，而 IGFBP–1 似乎促进了胎 – 母界面的黏附过程。然而，胰岛素能降低免疫抑制性糖蛋白和 IGFBP–1 的浓度，增加流产 [48] 的风险。

6. 高泌乳素血症和 RSA

高血清催乳素水平导致卵泡发育受损、卵母细胞发育不良和黄体期缩短。当这些女性在随后的妊娠期接受溴隐停治疗时，治疗组的活产率为 85%，对照组的活产率为 52%[49]。

7. 生殖激素和 RSA

干扰素（IFN）–γ 被认为是一个新发现的可能造成流产的病因，它与促黄体生成素和催乳激素相关。与对照组相比，RSA 组血清催乳素、FSH 和 LH 水平显著升高。LH 分泌过多往往与不孕及早期妊娠失败密切相关 [49]。

8. 自身免疫和 RSA

大约 20% 的 RSA 患者有自身免疫性疾病，而抗磷脂抗体（aPL）综合征是 RPL 最常见的自身免疫性疾病之一。有 3 次或 3 次以上 RSA 的女性中，大约 15% 伴有 aPL 持续呈阳性，如果不给予治疗，胎儿丢失率为 50%～90%。抗磷脂综合征通常是可进行诊断和治疗的，也是唯一被证实其血栓倾向与不良妊娠结局有关的疾病。产科诊断标准包括：3 次或 3 次以上胚胎丢失，1 次或多次孕 10 周以上的胎儿丢失，有伴发胎儿生长受限和早产的子痫前期病史，狼疮抗凝物、β_2– 糖蛋白或抗心磷脂抗体滴度升高。自身免疫异常造成 RSA 的机制包括以下两方面。

(1) 炎症：炎症是抗磷脂综合征的核心发病机制，组织损伤是除血栓形成以外，补体介导的炎症反应所致。

(2) 子宫内膜和子宫内膜下血管：经多普勒超声检测，与正常妊娠女性相比，患有 RSA 和 aPL 的女性在黄体中期这些血管明显受损，从而影响着床率。

这些孕妇应在孕前开始服用小剂量阿司匹林，并在尿妊娠试验呈阳性时进行抗凝治疗，并且至少持续至产后 6 周。阿司匹林和抗凝药物也能刺激产生 IL–3，IL–3 是胚胎着床和胎盘生长的重要因素，更有利于胚胎植入。Ziakas 最近的 Meta 分析显示，肝素治疗对 aPL 患者早期妊娠丢失有效，但对晚期妊娠丢失无效。将低分子肝素（LMWH）联合阿司匹林治疗与普通肝素（UFH）联合阿司匹林治疗进行比较时，妊娠结局无差异 [50, 51]。D Ippolito 等证明低分子肝素可以通过阻断细胞表

面的 β_2GPI 与 aPL 的相互作用[52]来拮抗 aPL 对人子宫内膜上皮细胞的损伤，并且具有剂量依赖性。统计数据表明，治疗后活产率有所改善，但对其他产科并发症如胎儿生长受限和子痫前期的疗效还不够令人满意。由抗磷脂抗体（aPL）造成的 RSA，且已经在使用阿司匹林和肝素的女性，糖皮质激素的应用没有额外的益处。其他自身免疫性疾病如系统性红斑狼疮、炎症性肠病、自身免疫性甲状腺炎、乳糜泻及不符合任何综合征的高滴度自身抗体都与 RSA[53] 相关。

（八）解剖因素

宫颈功能不全和先天性子宫异常如纵隔子宫、双角子宫通常会导致妊娠中期妊娠丢失。以纵隔子宫为例，如果胚胎种植在纵隔上，此处纤维肌肉组织血管形成障碍，不利于胎儿有效的血管形成或胎盘发育，可能导致妊娠早期流产。一项研究[2]发现，宫腔镜下子宫纵隔切除术的实施能将流产率从 80% 降低到 20%，成功妊娠从 20% 升高到 90%。推荐使用经腹和经阴道三维或四维超声诊断子宫[2]异常。

（九）全面检查

1. 易栓症筛查

遗传性易栓症导致子宫胎盘血管血栓形成，这可能导致反复流产或更常见的死产或胎儿生长受限（表 1–3）。

ACOG 并不常规推荐进行遗传性易栓症筛查，皇家妇产科医师学院（RCOG）也不建议使用抗凝药物进行经验性治疗，除非有医学指征[2, 54]。Viser 等报道，患有 RSA 和遗传性易栓症的女性在服用阿司匹林或肝素或两者同时使用时，出生率相似。高同型半胱氨酸血症具有血栓形成倾向，可造成血管血栓形成，并可能导致流产。在不明原因的 RSA 病例中可以筛查血清同型半胱氨酸水平。治疗方法是补充叶酸，不可控或严重的高同型半胱氨酸血症可以进行预防性抗凝治疗[54, 55]。

Kumar 等在印度北部的一项研究中调查了复发性流产女性的遗传性易栓症情况，10% 的病例发现 FVL 杂合突变，2.7% 的病例发现蛋白 S 缺乏[56]。

2. 免疫筛查

在排除了其他因素如解剖异常、内分泌紊乱和染色体异常的情况下，自然受孕或辅助生殖技术后与免疫异常相关复发性流产被称为免疫性复发性流产（IRA）。目前对以下免疫成分进行了研究。

(1) 自然杀伤细胞（NK）：NK 细胞是在着床期和妊娠早期存在于子宫内膜的主要白细胞，调节滋养层的侵袭和血管生成。较高比例的 NK 细胞容易造成胚胎植入和妊娠失败[57, 58]。

表 1–3　与反复妊娠丢失相关遗传性血栓症

与 RSA 相关的遗传性易栓症
• V 因子 Leiden 突变：在缺失或携带状态下，RSA 风险加倍
• 凝血酶原 G20210A 突变：缺失或携带状态下，RSA 风险加倍
• 抗凝血酶Ⅲ缺乏
• 蛋白 C 缺陷
• 蛋白 S 缺陷
• 甲基四氢叶酸还原酶（MTHFR）基因突变导致的高同型半胱氨酸血症

(2) 辅助 T 细胞（helper T cell，Th）：有利于维持妊娠，Th_1/Th_2 细胞之间应处于平衡状态，且以 Th_2 淋巴细胞为主，并与白细胞介素、NK 细胞之间稳定相互作用。如果这种平衡被破坏，滋养细胞的细胞毒活性增强，将导致妊娠早期的妊娠丢失[57, 58]。

(3) 瘦素：瘦素是一种细胞因子样激素，在调节免疫反应中具有多重效应。它能激活单核细胞、树突状细胞和巨噬细胞，刺激产生 Th_1 型细胞，产生促炎细胞因子如 IFN-α 和 IL-2，调节适应性免疫。继发于免疫或不明原因的 RSA 中的血清瘦素水平较高[58]。

(4) 与正常孕妇相比，使用 XMAP（multianalyte profiling）技术的 Milliplex Luminex 检测法测得的 RSA 女性血清细胞因子水平升高，提示其可能导致流产。与对照组相比，RSA 组肿瘤坏死因子 -α、IFN-γ、IL-8 等细胞因子明显升高，IL-6 明显降低（$P < 0.001$）。在流产组中，细胞因子与 FSH 和 LH 之间没有显著相关性，而 IFN-γ 与 LH 和催乳素之间有很强的相关性[59, 60]。

人类白细胞抗原（HLA）、抗 HY 抗体、NK 细胞或细胞因子水平检测并不常规推荐。除了用于研究目的外，不推荐以往采用的免疫治疗，如淋巴细胞免疫治疗或父源性白细胞免疫、静脉注射免疫球蛋白、第三方供体细胞免疫或滋养细胞膜灌注等[59, 60]。

（十）感染

妊娠期任何感染继发的高热通常导致高热相关的妊娠丢失，而不是复发性流产。但是，重复发生或有复发和缓解过程的感染，可能导致随后的妊娠过程出现流产。除非患者出现特异性的体征或症状，否则不建议对所有感染性疾病的抗体滴度进行常规筛查或随访。支原体、脲原体、刚地弓形虫、沙眼衣原体、巨细胞病毒、单核增生李斯特菌、风疹、单纯疱疹病毒（HSV）、麻疹和柯萨奇病毒，可以通过感染子宫内膜、宫颈内膜或胎儿 – 胎盘单位[2]，引起妊娠早期流产。

在子宫内膜炎中，子宫内膜健康状态的分子标记物 nCyclin（一种腺上皮核细胞周期蛋白）升高。该标志物的异常升高表明妊娠可能失败，而正常水平则表明妊娠可能成功。

血小板计数在感染或炎症时上升，是感染急性期的反应物。Mete Ural 等发现，RSA 患者的血小板计数和血小板分布宽度增加。因此，血小板计数具有较好的成本效益，易于测量和获得结果，是预测 RSA 的实用性标记物[61, 62]。

（十一）心理因素

早孕 RSA 的夫妻会出现心理创伤，尤其是女性容易出现身心障碍，如抑郁、焦虑、不完整感和内疚感。各种研究表明，RSA 可能与心理因素有关。在一项比较两组 RSA 夫妇的研究中，接受细心护理（除常规产科护理外）与接受常规产科护理相比，活产率更高（超过 2 倍）[63]。

（十二）原因不明的 RSA

尽管进行了全面的检查，仍有 50% 的 RSA 找不到明确的病因，这些病例被归为原因不明的 RSA 或原因不明的复发性流产。免疫因素，如 NK 细胞失调、细胞毒性抗体的存在、母体阻断抗体的缺乏，以及固有的炎症反应增强倾向，被认为是可能的病因[13, 14]。这些因素或单独或联合都可能导致 RSA。对于不明原因的 RSA，不建议对免疫因素进行特殊检查，仅建议进行产前咨询和持续监测来处理不明原因的 RSA。

六、黄体酮在 RSA 中的作用

孕激素对着床和维持妊娠至关重要。它具有免疫调节作用，并将平衡转移到 Th_2 细胞因子反应，具有抗炎作用并维持妊娠 [64]。孕激素能稳定子宫内膜，是胚胎着床所必需的，并在各种免疫反应中发挥关键作用，为维持妊娠提供稳态环境。因此，缺乏黄体酮可能导致流产。各种合成的和天然的黄体酮可以通过口服、阴道和胃肠外途径使用。具体剂量或具体途径的疗效未得到证实；然而，与自然受孕相比，辅助生殖技术受孕后使用的剂量更高，特别是在妊娠早期 [65]。

有文献表明在 RSA 中使用孕激素有良好的结果。然而，在一项涉及 1568 名患者的随机对照试验（RCT）中，在不明原因复发性流产（PROMISE）女性妊娠早期使用孕激素治疗后妊娠结局并没有改善。如果已经开始孕激素治疗，还可以继续，孕激素治疗对这对夫妇的疗效报道十分有限或未经证实 [66]。根据临床经验，如果没有使用禁忌，我们更倾向于在高危妊娠中补充孕激素。

PRISM 试验即通过自然流产中的孕激素试验评估孕激素治疗早期妊娠出血的女性是否比安慰剂治疗会带来更高的活产率：这是一个双盲的、安慰剂对照的 RCT 研究。符合条件的参与者是指年龄在 16—39 岁、孕周不超过 12 周、有阴道出血、超声可以看到宫内孕囊。结果显示，接受孕激素治疗的女性的活产率与接受安慰剂治疗的女性相似，两组的不良结局相似 [67]。

七、其他可疑因素的可用治疗方法

1. 对于不明原因 RSA 的非血栓前状态的女性，抗凝治疗并不能改善妊娠结局 [68]。
2. TNF-α 抑制药和粒细胞集落刺激因子（G-CSF）用于治疗不明原因 RSA 正在进行试验研究。
3. 糖皮质激素或静脉注射免疫球蛋白治疗对 RSA 的疗效尚未证实。

八、管理

对于接受 RSA 治疗的夫妇，没有固定或确定的方案。由于 RSA 可能是多因素的，应对患者提供个体化治疗。夫妇们应该放心，尽管经过大量调查仍未查明原因，但是 60%～65% 的夫妇将会有一个良好的妊娠结局。如果病因明确，应采取特异性的治疗，否则采取一般的必要支持措施，以达到最佳围产期结局（表 1-4）。

九、结论

• RSA 的原因可能是多因素的，当发现明确的病因时，纠正病因可以改善妊娠结局。RSA 的检查应该在两次流产后开始，对于那些有生育问题的人应该尽早进行。

• 在不明原因的 RSA 中，即使流产次数多于 3 次或 4 次，下一次妊娠足月的概率为 60%～70%，远高于再次流产的概率。

表 1-4 对妊娠早期复发流产患者的一般建议

- 接受孕前遗传咨询
- 服用叶酸
- 避免相关的危险因素：吸烟、饮酒、过量咖啡因
- 保持平均 BMI，避免孕期剧烈运动
- 参加一些健康的娱乐活动来减少压力和其他的焦虑症
- 对男性使用抗氧化剂或复合维生素并没有显示出任何优越的效果
- 确保在 RSA 诊所进行监测和定期随访
- 如果母亲 Rh 阴性而父亲 Rh 阳性，建议注射抗 D 药物
- 除非有医学指征，妊娠早期流产的女性不需要推迟下一次受孕时间。流产后 6 个月内妊娠的女性与那些需要较长时间才妊娠的女性相比，妊娠结果良好

引自 Nybo Andersen AM et al., *BMJ.* 2000;320:1708–12.

• 尽管患有 RSA 的女性被视为高危妊娠，但详细的病史和临床检查、循证检查、遗传咨询、心理支持和安慰仍然是 RSA 良好结果的基础。

十、思考要点

• 尽管进行了大量的研究和探索，但 RSA 的女性的妊娠结局仍不清楚。对 RSA 者进行积极的咨询、细心的护理和定期的随访能得到最好的结果。

• 需要对不明原因的 RSA 进行进一步研究，以减轻对 RSA 女性进行检查和治疗所产生的经济负担。

• 应避免在没有明确证据的情况下过度治疗 RSA。

参考文献

[1] Stirrat GM. Recurrent miscarriages. *Lancet*. 1990;336:673–5.
[2] Rohilla M, Muthyala T. Recurrent Pregnancy Loss (RPL)—Causes and management. *J Gynecol Neonatal Biol*. 2017;3(2):5–8.
[3] Rasmark Roepke E, Matthiesen L, Rylance R, Christiansen OB. Is the incidence of recurrent pregnancy loss increasing? A retrospective register-based study in Sweden. *Acta Obstet Gynecol Scand*. 2017;96: 1365–72.
[4] Nastaran F, Marcelle I, Cedars , Heather G, Huddleston HG. Cost-effectiveness of cytogenetic evaluation of products of conception in the patient with a second pregnancy loss. *Fertil Steril*. 2012;98(1):151–5.
[5] World Health Organization. *International Classification of Disease*; 2000.
[6] Kolte AM, Bernardi LA, Christiansen OB et al. ESHRE special interest group, early pregnancy. Terminology for pregnancy loss prior to viability: A consensus statement from the ESHRE early pregnancy special interest group. *Hum Reprod*. 2015;30(3):495–98.
[7] Royal College of Obstetricians and Gynaecologists. *The Investigation and Treatment of Couples with Recurrent First-Trimester and Second-Trimester Miscarriage*; 2011. GTG No. 17.
[8] Practice Committee of the American Society for Reproductive Medicine. Evaluation and treatment of recurrent pregnancy loss: A committee opinion. *Fertil Steril*. 2012;98(5):1103–11.
[9] Silver RM, Branch DW, Goldenberg R, Iams JD, Klebanoff MA. Nomenclature for pregnancy outcomes: Time for a change. *Obstet Gynecol*. 2011;118(6):1402–8.
[10] Kutteh WH. Novel strategies for the management of recurrent pregnancy loss. *Semin Reprod Med*. 2015; 33(3): 161–8.
[11] Egerup P, Kolte AM, Larsen EC, Krog M, Nielsen HS, Christiansen OB. Recurrent pregnancy loss: What is the impact of consecutive versus nonconsecutive losses? *Hum Reprod*. 2016;31:2428–34.
[12] Nybo Andersen AM, Wohlfahrt J, Christens P, Olsen J, Melbye M. Maternal age and fetal loss: Population based

register linkage study. *BMJ* 2000;320:1708–12.

[13] Holly B, Danny J. Recurrent pregnancy loss: Etiology, diagnosis, and therapy. *Rev Obstet Gynecol*. 2009;2(2): 76–83.

[14] Bhattacharya S, Townend J, Shetty A, Campbell D, Bhattacharya S. Does miscarriage in an initial pregnancy lead to adverse obstetric and perinatal outcomes in the next continuing pregnancy? *BJOG* 2008;115:1623–29.

[15] Hammoud AO, Merhi ZO, Diamond M, Baumann P. Recurrent pregnancy loss and obstetric outcome. *Int J Gynecol Obstet* 2007;96:28–9.

[16] Landres IV, Milki AA, Lathi RB. *Hum Reprod*. 2010; 25: 1123–6.

[17] Fariello RM, Pariz JR, Spaine DM et al. Association between obesity and alteration of sperm DNA integrity and mitochondrial activity. *BJU Int*. 2012;110:863–7.

[18] Carrell DT, Liu L, Peterson CM et al. Sperm DNA fragmentation is increased in couples with unexplained recurrent pregnancy loss. *Arch Androl*. 2003;49(1):49–55.

[19] De Fleurian G, Perrin J, Ecochard R et al. Occupational exposures obtained by questionnaire in clinical practice and their association with semen quality. *J Androl*. 2009;30(5):566–79.

[20] Martenies SE, Perry MJ. Environmental and occupational pesticide exposure and human sperm parameters: A systematic review. *Toxicology*. 2013;307(10):66–73.

[21] Rittenberg V, Sobaleva S, Ahmad A et al. Influence of BMI on risk of miscarriage after single blastocyst transfer. *Hum Reprod*. 2011;26:2642–50.

[22] Boots C, Stephenson MD. Does obesity increase the risk of miscarriage in spontaneous conception? *Semin Reprod Med*. 2011;29:507–13.

[23] Rasch V. Cigarette, alcohol, and caffeine consumption: risk factors for spontaneous abortion. *Acta Obstet Gynecol Scand*. 2003;82:182–8.

[24] Cnattingius S, Signorello LB, Anneren G et al. Caffeine intake and the risk of firsttrimester spontaneous abortion. *N Engl J Med*. 2000;343:1839–45.

[25] Plana–Ripoll O, Parner E, Olsen J, Li J. Severe stress following bereavement during pregnancy and risk of pregnancy loss: Results from a population based cohort study. *J Epidemiol Community Health*. 2016;70:424–9.

[26] Hyde KJ, Schust DJ. Genetic considerations in recurrent pregnancy loss. *Cold Spring Harb Perspect Med*. 2015;5: a023119.

[27] Benkhalifa M, Kasakyan S, Clement P et al. Array comparative genomic hybridization profiling of first–trimester spontaneous abortions that fail to grow in vitro. *Prenatal Diagn*. 2005;25:894–900.

[28] Bernardi LA, Plunkett BA, Stephenson MD. Is chromosome testing of the second miscarriage cost saving? A decision analysis of selective versus universal recurrent pregnancy loss evaluation. *Fertil Steril*. 2012;98:156–61.

[29] Carp H, Guetta E, Dorf H, Soriano D, Barkai G, Schiff E. Embryonic karyotype in recurrent miscarriage with parental karyotypic aberrations. *Fertil Steril*. 2006;85:446–50.

[30] Gleicher N, Barad DH. A review of and commentary on the ongoing second clinical introduction of preimplantation genetic screening (PGS) to routine IVF practice. *J Assist Reprod Genet*. 2012;12:1159–66.

[31] Gleicher N, Kushnir VA, Barad DH. Preimplantation genetic screening (PGS) still in search of a clinical application: A systematic review. *Reprod Biol Endocrinol*. 2014;12:22.

[32] Romero ST, Sharshiner R, Stoddard GJ, Ware Branch D, Silver RM. Correlation of serum fructosamine and recurrent pregnancy loss: Case–control study. *J Obstet Gynaecol Res*. 2016;42(7):763–8.

[33] American Diabetes Association. Standards of medical care in diabetes. *Diabetes Care*. 2016;391(1):S1–S106.

[34] Lois J, Knopp RH, Kim H et al. Elevated pregnancy losses at high and low extremes of maternal glucose in early normal and diabetic pregnancy. *Diabetes Care*. 2005;28:1113–7.

[35] Salker MS, Singh Y, Zeng N, Chen H, Zhang S, Umbach AT. Loss of endometrial sodium glucose cotransporter SGLT1 is detrimental to embryo survival and fetal growth in pregnancy. *Sci Rep*. 2017;7(1):12612.

[36] Lazarus J, Brown RS, Daumerie C, Hubalewska–Dydejczyk A, Negro R, Vaidya B. European thyroid association guidelines for the management of subclinical hypothyroidism in pregnancy and in children. *Eur Thyroid J*. 2014;3:76–94.

[37] Alexander EK, Pearce EN, Brent GA et al. Guidelines of the American Thyroid Association for the diagnosis and management of thyroid disease during pregnancy and the postpartum. *Thyroid*. 2017;27: 315–89.

[38] Kalra S, Agarwal S, Aggarwal R, Ranabir S. Trimester–specific thyroid–stimulating hormone: An Indian perspective. *Indian J Endocr Metab*. 2018;22:1–4.

[39] The TABLET Trial: A Randomised Controlled Trial of the Efficacy and Mechanism of Levothyroxine Treatment on Pregnancy and Neonatal Outcomes in Women with Thyroid Antibodies; 2012.

[40] Bliddal S, Nielsen HS, Krogh–Rasmussen A et al. Thyroid peroxidase antibodies do not predict outcome in 900 women with recurrent pregnancy loss. *Endocr Abstr*. 2017;49:OC13.2.

[41] Van den Boogaard E, Vissenberg R, Land JA et al. Significance of (sub)clinical thyroid dysfunction and thyroid autoimmunity before conception and in early pregnancy: A systematic review. *Hum Reprod Update*. 2011;17:605–19.

[42] Kim NY, Cho HJ, Kim HY et al. Thyroid autoimmunity and its association with cellular and humoral immunity in women with reproductive failures. *Am J Reprod Immunol*. 2011;65:78–87.

[43] Alexander EK, Pearce EN, Brent GA et al. Diagnosis and management of thyroid disease during pregnancy and the postpartum. *Thyroid*. 2017;27(3).

[44] Lata K, Dutta P, Sridhar S, Rohilla M, Srinivasan A, Prashad G, Shah V, Bhansal A. Thyroid autoimmunity and obstetric outcomes in women with recurrent miscarriage: A case–control study. *Endocr Connect*. 2013;2(2):118–24.

[45] Wang Y, Zhao H, Li Y, Zhang J, Tan J, Liu Y. Relationship between recurrent miscarriage and insulin resistance. *Gynecol Obstet Invest*. 2011;72:245–51.

[46] Chakraborty P, Goswami SK, Rajani S et al. Recurrent pregnancy loss in polycystic ovary syndrome: Role of hyperhomocysteinemia and insulin resistance. *PLOS ONE* 2013;8(5):e64446.

[47] Celik N, Evsen MS, Sak ME, Soydinc E, Gul T. Evaluation of the relationship between insulin resistance and recurrent pregnancy loss. *Ginekol Pol*. 2011;82:272–5.

[48] Jakubowicz DJ, Essah PA, La MS, Jakubowicz S, Baillargeon J-P, Koistinen R. Reduced serum glycodelin and insulin-like growth factor-binding protein-1 in women with polycystic ovary syndrome during first trimester of pregnancy. *J Clin Endocrinol Metab*. 2004;89(2):833-9.
[49] Eftekhari N, Mohammadalizadeh S. Pregnancy rate following bromocriptine treatment in infertile women with galactorrhea. *Gynecol Endocrinol*. 2009;25(2):122-4.
[50] Ziakas PD, Pavlou M, Voulgarelis M. Heparin treatment in antiphospholipid syndrome with recurrent pregnancy loss: A systematic review and meta-analysis. *Obstet Gynecol*. 2010; 115:1256-62.
[51] Noura A, Hajera T, Huda A, Amal A, Maha Mohammed A, Mir Naiman A. Identification of serum cytokines as markers in women with recurrent pregnancy loss or miscarriage using MILLIPLEX analysis. *Biomed Res*. 2018;29(18).
[52] D'Ippolito S, Marana R, Di Nicuolo F et al. Effect of low molecular weight heparins (LMWHs) on antiphospholipid antibodies (aPL)-mediated inhibition of endometrial angiogenesis. *PLOS ONE*. 2012;7(1):e29660.
[53] Ernest JM, Marshburn PB, Kutteh WH. Obstetric antiphospholipid syndrome: An update on pathophysiology and management. *Semin Reprod Med*. 2011;29: 522-39.
[54] Lockwood C, Wendel G. Committee on Practice Bulletins. Practice bulletin no. 124: Inherited thrombophilias in pregnancy. *Obstet Gynecol*. 2011;118(3):730-40.
[55] Viser J, Ulander VM, Helmerhorst FM, Lampinen K, Morin-Papunen L, Bloemenkamp KW. Thromboprophylaxis for recurrent miscarriage in women with or without thrombophilia. HABENOX: A randomised multicenter trial. *J Thromb Haemost*. 2010;105:295-301.
[56] Kumar N, Ahluwalia J, Das R, Rohilla M, Bose S, Kishan H, Varma N. Inherited thrombophilia profile in patients with recurrent miscarriages: Experience from a tertiary care center in north India. *Obstet Gynecol Sci*. 2015;58(6):514-7.
[57] Lee SK, Na BJ, Kim JY et al. Determination of clinical cellular immune markers in women with recurrent pregnancy loss. *Am J Reprod Immunol*. 2013;70:398-411.
[58] Stricker RB, Winger EE. Update on treatment of immunologic abortion with low-dose intravenous immunoglobulin. *Am J Reprod Immunol*. 2005;54(6):390-6.
[59] Saeed Z, Haleh S, Afsaneh M et al. Serum leptin levels in women with immunological recurrent abortion. *J Reprod Infertil*. 2010;11(1):47-52.
[60] Nielsen HS, Wu F, Aghai Z et al. H-Y antibody titers are increased in unexplained secondary recurrent miscarriage patients and associated with low male:female ratio in subsequent live births. *Hum Reprod*. 2010;25:2745-52.
[61] Oner A, Hatice I, Ahmet S, Mehmet IH, Metin I, Furuzan K. Can Plateletcrit be a marker for recurrent pregnancy loss? *Clin Appl Thromb/Hemost*. 2016;22(5):447-52.
[62] Mete Ural U, Bayoğlu Tekin Y, Balik G, Kir Şahin F, Colak S. Could platelet distribution width be a predictive marker for unexplained recurrent miscarriage? *Arch Gynecol Obstet*. 2014;290(2):233-6.
[63] Mehta S, Anjum D. *Psychological Factors and Stress in RPL*. Singapore: Springer; 2018.
[64] Raghupathy R, Al-Mutawa E, Al-Azemi M, Makhseed M, Azizieh F, Szekeres-Bartho J. Progesterone-induced blocking factor (PIBF) modulates cytokine production by lymphocytes from women with recurrent miscarriage or preterm delivery. *J Reprod Immunol*. 2009;80:91-9.
[65] Schindler AE, Carp H, Druckmann R et al. European Progestin Club Guidelines for prevention and treatment of threatened or recurrent (habitual) miscarriage with progestogens. *Gynecol Endocrinol*. 2015;31(6): 447-9.
[66] Haas DM, Hathaway TJ, Ramsey PS. Progestogen for preventing miscarriage in women with recurrent miscarriage of unclear etiology. *Cochrane Database Syst Rev*. 2018;(10): CD003511.
[67] Coomarasamy A, Adam JD, Versha C, Hoda H, Middleton LJ. A randomized trial of progesterone in women with bleeding in early pregnancy. *N Engl J Med* 2019;380:1815-24.
[68] Pasquier E, de Saint ML, Bohec C et al. Enoxaparin for prevention of unexplained recurrent miscarriage: A multicenter randomized double-blind placebo-controlled trial. *Blood*. 2015;125(14):2200-5.

第 2 章　孕中期复发性稽留流产的管理

Management of recurrent second-trimester missed abortion

Richa Arora　Pooja Sikka　著
肖　娟　译

一、概述

妊娠 22 周前发生的胎死宫内，可纳入晚期流产[1]。复发性流产、孕中期稽留流产和晚期流产都会给患者及其家庭的身心健康造成极大的影响。妊娠 12 周后突发性流产一般不考虑遗传性因素，遗传性因素导致的流产往往发生在更早期。稽留流产发生后，产科医生要解决如何知情告知、如何分析原因、如何娩出死胎、是否需要避孕和如何避孕及如何预防复发等问题。目前尚无针对复发性流产的系统性评估方案。虽然一些国际机构推荐了相关的临床指南，但临床医生并没有完全遵循，在研究和治疗方案中仍然存在争议。过去的多项研究强调了内分泌因素和免疫病理因素在复发性流产中的作用，最近的研究则集中于 RSA 的胚胎和子宫内膜病因学。以上现状导致患者病情可能被放大，出现诊断和治疗过度。因此，对每个患者都应进行基于病史和危险因素的个体化管理。

二、稽留流产的定义

稽留流产是指发生死胎，且未自然从宫腔内排出。

稽留流产的超声诊断标准（符合以下任何一项）包括以下内容。

- 原可见胎心搏动的胚胎失去胎心搏动。
- 头臀长≥ 7mm，未见胎心搏动。
- 孕囊平均直径≥ 25mm，未见胚胎[2]。

复发性流产的诊断标准包括以下内容。

- 英国皇家妇产科医师协会的标准是连续发生 3 次或 3 次以上流产[3]。
- 欧洲人类生殖与胚胎协会的标准是发生 2 次或 2 次以上流产[4]。
- 美国生殖医学会的定义为 2 次或 2 次以上的临床流产[5]。

发生率：妊娠中期流产占全部流产的 4%。

三、流行病学

（一）孕妇年龄

孕妇年龄越大，复发性流产的风险越高，尤其是超过35岁的孕妇。原因是高龄增加了染色体畸变的风险及子宫和卵巢功能衰老的风险。男方年龄超过40岁也被认为与复发性流产相关。

（二）妊娠史

不良妊娠史可以增加流产的风险。此外，不孕史、早产或死胎等产科并发症均与复发性流产相关。

四、病因学

在孕中期复发性流产的各种病因中，血栓前状态是最重要的病因。血栓前状态很常见，进行针对性治疗可改善妊娠结局。

其他病因包括染色体异常、免疫因素、母体慢性疾病和药物滥用。

有些因素如子宫畸形和宫颈功能不全与孕中期妊娠丢失有关，与复发性流产无关。

（一）染色体异常

在妊娠中期，约24%的流产可归因于染色体异常。常见的染色体异常包括13、18、21号三体和X单体。

（二）母体慢性疾病

控制不佳的母体糖尿病、高血压、甲状腺疾病和硬皮病等自身免疫性疾病都是增加流产发生率的因素。

（三）药物滥用

母体长期吸烟、摄入酒精与咖啡因药物及滥用可卡因等药物产生的剂量依赖效应与流产率相关，主要影响滋养细胞的侵袭功能。

（四）免疫因素

有反复流产史的女性倾向于产生Th_1型反应，而正常妊娠者发生Th_2型反应并产生抗体。由Th_2细胞产生的抗体可以保护胎儿滋养细胞抗原免受母体Th_1细胞介导的细胞毒性免疫应答。

（五）血栓性因素

妊娠期处于高凝状态，除凝血因子Ⅺ和Ⅻ之外所有凝血因子水平相对升高，同时抗凝血水平降低，纤溶活性升高。复发性流产的女性发生广泛的血栓反应，推测血栓反应可能导致子宫胎盘血管血栓形成和不良妊娠结局。

（六）抗磷脂抗体综合征（APS）

目前已公认 APS 是妊娠中期复发性流产的最重要且可治疗的病因之一，发生率为 15%。未治疗 APS 的流产率可高达 90%。

1975 年，Nilsson 等 [6] 首次报道了复发性流产和狼疮抗凝物之间的关系；1984 年，Graham Hughes 等 [7] 将抗心脂质抗体（ACA）与流产联系起来。自此认为复发性流产是 APS 的特征之一。

（七）病理生理学

- 促凝物活化。
- 抗凝物失活。
- 补体的激活。
- 合体滋养细胞分化受抑。
- 滋养细胞凋亡增加和侵袭受损 [8]。

APS 的胎盘改变包括胎盘梗死、螺旋动脉重铸不足和蜕膜炎症，很少出现血管内或绒毛间的血凝块。

（八）APS 临床特征

- 静脉血栓形成：血栓栓塞、血栓性静脉炎、网状青斑。
- 动脉血栓形成：脑卒中、短暂性脑缺血发作（TIA）、心肌缺血、Libman–Sacks 心脏赘生物、远端和内脏血栓形成、坏疽。
- 血液学改变：自身免疫性血小板减少症、溶血性贫血。
- 其他：神经系统症状、偏头痛、癫痫、肾动脉或静脉血栓形成、关节炎、关节痛。
- 妊娠：RSA、子痫前期、胎儿死亡。

（九）特殊的抗磷脂抗体

- 狼疮抗凝物（LAC）：是一类针对某些磷脂结合蛋白的抗体。LAC 可导致体外凝血酶原时间和部分凝血酶时间延长。因此，LAC 是具有双向作用的血栓性药物。LAC 与 ACA 相比，在血栓形成、妊娠相关疾病、与系统性红斑狼疮（SLE）患者血栓形成的关系更密切。
- 抗心磷脂抗体（ACA）：是由在血小板和线粒体膜上存在的结合心脏磷脂的特异性抗体组成。
- β_2– 糖蛋白：是一种结合磷脂的血浆蛋白，通过抑制二磷酸腺苷诱导血小板内凝血酶活性和凝血酶原活性而发挥抗凝作用。抗 β_2– 糖蛋白抗体通过抑制 β_2– 糖蛋白从而促进血栓形成。β_2– 糖蛋白在合胞滋养层表面高浓度表达，还在母体蜕膜内皮细胞表达，因此 β_2– 糖蛋白被认为参与着床过程。

（十）APS 的检测

LAC 是通过特定凝血试验进行检测的，如血小板中和试验与稀释罗素毒蛇的毒液试验。已使用抗凝药的患者应推迟 LAC 检测。

ACA 和 β_2– 糖蛋白（IgM 和 IgG）抗体可通过酶联免疫吸附法（ELISA）测定。

APS的诊断主要依据临床分类标准和实验室分类标准（2006年修订的Sapporo标准或悉尼标准）。

临床标准[9]

1. 血管血栓形成

可涉及动脉、静脉或小血管的1次或多次血栓形成。必须通过影像学方法或组织病理学方法来明确血栓诊断（不包括炎症性血栓形成）。

2. 妊娠相关疾病

(1) 除外孕妇解剖异常或激素水平异常，妊娠不满10周3次及以上反复自然流产。

(2) 妊娠10周之后发生的1次或多次不明原因死胎，但娩出后胎儿超声检查或外观检查胎儿形态学无异常。

(3) 胎盘发育不良、严重子痫前期或子痫导致妊娠不足34周发生的1次或多次医源性早产。

实验室标准

至少间隔12周，检测2次或以上，血浆或血清中持续存在中效价或高效价的一个或多个抗体时可以确诊APS。

1. 狼疮抗凝物

2. 抗心磷脂抗体（aCL IgM或IgG）

3. 抗 β_2 糖蛋白–1抗体（IgM或IgG）

国际血栓和止血学会已经制订指南检测APS抗体。

中效价或高效价定义为效价大于40MPL/GPL或大于第99个百分位数。

至少符合一个临床诊断标准和一个实验室标准方可诊断APS。

（十一）基于抗磷脂抗体（antiphospholipid，aPL）滴度的风险分级

低风险aPL：一过性阳性的低或中滴度的aCL或 β_2– 糖蛋白Ⅰ抗体。

中风险aPL：IgG/IgM ACA或IgG/IgM β_2– 糖蛋白抗体滴度大于40GPL/MPL或大于第99百分位数。

高风险aPL：LAC阳性或2～3个aPL抗体阳性。

（十二）APS的两种类型

- 血栓性抗磷脂综合征或TAPS。
- 抗磷脂综合征相关产科疾病或OAPS[1]。

某些研究发现，抗磷脂抗体滴度过低（MPL/GPL低于40MPL/GPL或低于第99百分位数）不能诊断APS的女性仍可出现高滴度APS样不良妊娠结局；而有些研究发现，抗磷脂抗体滴度低的女性妊娠预后良好。

Saccone 等在 750 例原发性 APS 单胎妊娠[10]研究中发现，APS 最常见抗体是 ACA，低出生率和高不良妊娠结局发生率与 β_2– 糖蛋白相关。此外，多于一种抗体阳性的女性会增加产科并发症风险。三种抗体均阳性的女性妊娠成功概率接近 30%。

（十三）其他易栓症

遗传性易栓症包括以下内容。

- 活化蛋白 C 抵抗。
- Ⅴ因子突变。
- 蛋白 C/S 缺乏。
- 抗凝血酶Ⅲ缺乏。
- 高同型半胱氨酸血症。
- 凝血酶原基因突变。

众所周知易栓症是系统性血栓形成的原因。易栓症是子宫胎盘血栓形成导致复发性流产及妊娠晚期并发症的可能原因。

一项 Meta 分析[11]表明，不同类型的易栓症可导致不同类型的死胎。Ⅴ因子突变与孕早期复发性流产和 22 周后死胎发生相关，孕早期复发性流产与活化蛋白 C 抵抗及血栓形成基因突变相关。Kumar 等在一项印度北部地区的观察性研究发现，遗传性易栓症与复发性流产相关。12.5%（5/40）患者有遗传性易栓症，10% 为杂合子 FVL 突变，2.7% 为蛋白 S 缺乏症。复发性流产病例中 FVL 突变的概率在不同人种和国家中有所不同，为 3%～40%，印度为 2.3%～5%[12]。

有复发性流产病史的遗传性易栓症但无血栓既往史者，抗凝剂的疗效目前尚不清楚。活体 –ENOX 研究、HepASA 试验和 ALIFE 等研究表明预防性抗血栓形成治疗不能改善妊娠结局。不过，也有研究报道了肝素可能会改善活产率。

很少依据表明遗传性易栓症与不良妊娠结局之间的联系。首先，无症状患者发生遗传性易栓症的发病率很高；其次，各种队列研究没有强有力的证据证明血栓形成和不良妊娠结局的关系；最后，治疗或干预是否改善妊娠结局的数据不充分。

五、管理

有不少未经治疗的 APS 孕妇成功妊娠的报道，但并发症的发生率相当高。妊娠期除凝血因子Ⅺ和Ⅻ水平升高外，其他凝血因子水平均降低。APS 妊娠女性的高凝状态可导致严重的母胎并发症，出现高凝状态的原因是凝血因子水平升高，纤溶酶原激活物抑制药水平升高，以及抗凝蛋白 C 和蛋白 S 的活性降低。

因此，针对性管理的内容包括以下内容。

- 风险因素评估。
- 孕前咨询。
- 个性化治疗方案。
- 妊娠期密切监测。

高危人群应推荐到母胎医学中心专家就诊，在可靠的优质实验室进行检测，由多学科包括血液科、风湿科和影像科等进行综合评估（表 2–1）。

（一）风险因素评估

基于病史的预测因素包括以下内容。

- 妊娠相关疾病。
- 血栓形成。
- SLE 和其他自身免疫性疾病。

不良妊娠结局包括以下内容。

- 多于一个 aPL 抗体。
- LAC 阳性。
- 低补体血症。
- 巨细胞病毒 IgM 假阳性。
- 中高滴度的 LAC、ACA 和 β_2– 糖蛋白三个抗体同时阳性是最重要的危险因素 [13]。

（二）孕前咨询

- 补充叶酸。
- 开始使用小剂量阿司匹林 [13]。
- 孕前药物咨询。

（三）妊娠期的治疗

治疗目的：降低血栓形成、流产、胎盘功能不全、子痫前期、医源性早产和死产的风险。如果处理得当，患有 APS 的女性成功妊娠率可超过 70%。

表 2–1　孕中期复发性稽留流产患者的管理

病史
• 产科病史：流产、死产、早产、子痫前期、正常妊娠史
• 药物疾病史：自身免疫性疾病、APS、血栓性疾病、毒素、药物
• 家族史：血栓病史、短暂性脑缺血发作、脑血管意外、复发性流产
体格检查
• 内分泌、妇科疾病或自身免疫性疾病的症状
• 筛查：宫颈癌涂片检查、菌血症检测、风疹、水痘、乙肝疫苗的免疫接种
化验和检查
• 抗磷脂抗体
• 易栓症筛查（个人或家族血栓史，或研究目的）
• 血糖
• 甲状腺功能
咨询：心理支持、复发风险、治疗方案
孕前：优化医疗条件、开始服用阿司匹林和叶酸
后续妊娠：心理支持、肝素治疗、连续超声监测
妊娠晚期：胎儿和产妇监测子痫前期、胎盘功能不全、胎儿生长受限
产后：继续血栓预防 6 周
考虑长期服用阿司匹林预防

目前的治疗方法包括小剂量阿司匹林（75～100mg/d）和肝素（非裂解或低分子量）[14]。这是基于随机对照研究比较单独使用阿司匹林与联合使用阿司匹林和肝素的疗效，得出联合用药疗效更佳的结论。Cochrane 等在 2005 年的回顾性研究，得出了联合使用小剂量阿司匹林和肝素治疗复发性流产和 APS 妊娠有效的结论[15]。

在理想情况下，阿司匹林因其对胚胎种植有利，建议最先使用。在确认宫内妊娠后使用肝素有效。在开始治疗前获得血小板计数基础值为后续治疗评估提供依据。低分子量肝素比肝素对有病史和 aPL 阳性的患者效果更佳。

妊娠合并 APS 应用肝素治疗建议如下[16]。

1. 无血栓形成的 APS

早期复发性流产——预防剂量。

- 肝素：5000～7500U，皮下注射，每 12 小时 1 次。
- 低分子肝素：依诺肝素 40mg 皮下注射，每天 1 次，或 30mg 皮下注射，每 12 小时 1 次。
- 达肝素：5000U，皮下注射，每天 1 次或 2 次。

2. 超过妊娠 10 周的死胎或因子宫胎盘功能不全或子痫前期不足 34 周早产分娩——治疗剂量

(1) 肝素：孕早期 7500～10 000U，每 12 小时 1 次，孕中期和孕晚期 10 000U，每 12 小时 1 次。

(2) 低分子肝素：依诺肝素 30mg 皮下注射，每 12 小时 1 次。

(3) 达肝素：5000U，皮下注射，每 12 小时 1 次。

3. 已有血栓形成的 APS——治疗剂量

(1) 肝素：每 8～12 小时 1 次，按照 aPTT 调整治疗范围。

(2) 低分子肝素：依诺肝素 1mg/kg，皮下注射，每天 2 次，或达肝素，200U/kg，皮下注射，每天 2 次，监测抗Ⅹa 活性。

aPL 阳性仅有实验室诊断标准而没有血栓形成倾向产科诊断标准的情况十分少见，这种情况不应纳入 APS，临床上难以处理。这种情况下可考虑在妊娠期间和产后服用小剂量阿司匹林。

六、孕期顽固性 APS

妊娠合并 APS 相关的疾病包括孕早期的复发性流产、孕中期和孕晚期的流产或死胎及早发型或重度子痫前期。其他合并症见于反复着床失败、胎盘早剥和胎盘血肿的 aPL 阳性女性[13]。

即使应用阿司匹林和肝素，大约 20% 女性因 APS 妊娠失败。复发性 APS，即便使用足够剂量的阿司匹林和肝素，仍可因子宫胎盘功能不全或严重子痫前期发生死胎或早产等不良妊娠结局，相关治疗方案极少。

复发性 OAPS 可试用的治疗方法包括以下内容。

- 皮质类固醇：泼尼松龙，10mg/d，静脉注射，用至 14 周。
- 免疫球蛋白（丙种球蛋白）/ 血浆置换。
- 羟氯喹。
- 他汀类药物：普伐他汀，20mg/d，预防子痫前期导致严重胎盘功能不全（胎盘功能不全时开始检测）。

• 肿瘤坏死因子抑制药：依那西普。

然而，缺乏药物妊娠期间的有效性和安全性的数据。

七、严重抗磷脂综合征

严重抗磷脂综合征（CAPS）是一种罕见但十分严重的血栓性 APS。国际共识声明的分类标准包括以下内容。

• 3 个或以上器官或系统的血栓形成。
• 疾病病理进展快速，不足 1 周。
• 组织病理学证实至少在一个器官中血栓形成。
• aPL 血清学阳性。

诱因包括 APS 间断性抗凝剂使用、手术干预或感染。CAPS 在妊娠期或产褥期发病率为 5%～6%。在暴发性疾病中的致死率很高。

治疗主要包括糖皮质激素、肝素、血浆置换和丙种球蛋白的联合治疗 [9]。

八、妊娠并发症和监测

APS 女性发生胎盘功能不全和子痫前期的风险增加。无其他产科并发症的孕妇应从 32 周开始胎心监测和胎儿生物学评分。存在胎儿生长受限或母体高血压的情况可能需要更早期和更频繁的胎儿监测。

九、产后血栓预防

所有 APS 和具有血栓形成倾向的女性都应加强产后血栓预防。治疗通常要持续到产后 6 周。哺乳期应用肝素，低分子肝素和华法林都是安全的。最近数据表明，长期小剂量阿司匹林可能降低以上高风险女性的血栓形成 [9]。

任何类型的妊娠丢失或不良妊娠结局导致严重的情绪低落、绝望及家庭的忧虑，这些会随着流产次数的增加而变得严重。即使经过详细评估所有原因后，仍有超过 1/3 的病例无法解释。这些家庭不仅需要更加全面的评估，也需要给予他们希望和理解。

参考文献

[1] Antovic A, Sennström M, Bremme K, Svenungsson E. Obstetric antiphospholipid syndrome. *Lupus Sci Med*. 2018;5(1):e000197.

[2] Stamatopoulos N, Condous G. Ultrasound follow-up in the first trimester when pregnancy viability is uncertain. *Australas J Ultrasound Med*. 2017;20(3):95–6.

[3] Royal College of Obstetricians and Gynaecologists. *The Investigation and Treatment of Couples with Recurrent First-*

Trimester and Second-Trimester Miscarriage. 2011. Greentop Guideline No. 17.

[4] European Society of Human Reproduction and Embryology, Early Pregnancy Guideline Development Group. *Recurrent Pregnancy Loss*; November 2017.

[5] Evaluation and treatment of recurrent pregnancy loss: A committee opinion. *Fertil Steril*. 2012;98(5):1103–11.

[6] Nilsson IM, Astedt B, Hedner U, Berezin D. Intrauterine death and circulating anticoagulant ("antithromboplastin"). *Acta Med Scand*. 1975;197(3):153–9.

[7] Hughes GRV. Connective tissue disease and the skin. *Clin Exp Dermatol*. 1984; 9:535–44.

[8] Cunningham FG, editor. *Williams Obstetrics*. 25th ed. New York, NY: McGraw–Hill; 2018.

[9] Tektonidou M, Andreoli L, Limper M et al. EULAR recommendations for the management of antiphospholipid syndrome in adults. *Ann Rheum Dis*. 2019 Oct;78(10):1296–1304.

[10] Liu L, Sun D. Pregnancy outcomes in patients with primary antiphospholipid syndrome: A systematic review and meta–analysis. *Medicine*. 2019;98(20).

[11] Rey E, Kahn SR, David M, Shrier I. Thrombophilic disorders and fetal loss: A meta–analysis. *Lancet*. 2003;361(9361):901–8.

[12] Kumar N, Ahluwalia J, Das R, Rohilla M, Bose S, Kishan H, Varma N. Inherited thrombophilia profile in patients with recurrent miscarriages: Experience from a tertiary care center in north India. *Obstet Gynecol Sci*. 2015;58(6): 514–517.

[13] De Carolis S, Tabacco S, Rizzo F et al. Antiphospholipid syndrome: An update on risk factors for pregnancy outcome. *Autoimmun Rev*. 2018;17(10):956–66.

[14] Abdel–Qader, A., Hassan, F., Mohammad, M. Low–molecular–weight heparin versus unfractioned heparin in pregnant women with recurrent abortion associated with antiphospholipid syndrome. *Egypt J Hosp Med*. 2018:73(5):6616–20.

[15] Empson M, Lassere M, Craig J, Scott J. Prevention of recurrent miscarriage for women with antiphospholipid antibody or lupus anticoagulant. *Cochrane Database Syst Rev*. 2005 Apr 18;(2):CD002859.

[16] James D, Steer P, Weiner C, Gonik B. *High Risk Pregnancy: Management Options*. 4th ed. St. Louis, MO: Elsevier Saunders; 2011.

第 3 章　孕中期无痛性流产的妊娠管理

Approach to one or more second-trimester painless abortions

KG Amulya　Minakshi Rohilla　著

李　伟　译

一、概述

复发性流产是指在妊娠 24 周前连续 3 次或 3 次以上的自然流产 [1]。美国生殖医学学会 [2] 和欧洲人类生殖与胚胎学学会 [3] 将 RSA 定义为 2 次或 2 次以上有临床表现的连续性自然流产，不包括异位妊娠和生化妊娠。RSA 主要指孕早期流产，临床上也以孕早期多见。孕中期一般认为是妊娠并发症最少的阶段，但仍然有 3% 的患者需要进一步评估自然流产风险 [4]。本章描述了对出现 1 次或多次孕中期流产，尤其表现为无痛性自然流产的宫颈功能不全患者进行全面评估的方法和重要性。

宫颈功能不全是指由于宫颈的结构或功能缺陷而不能维持妊娠到足月。其特点是在妊娠 37 周之前没有宫缩的宫颈扩张和缩短。通常表现为近妊娠晚期或妊娠晚期进行性无痛性宫颈扩张，导致羊膜囊膨出或胎膜早破，进而导致流产或早产。

二、高危因素

在生育年龄人群中，宫颈功能不全的发病率低于 1%。宫颈功能不全的危险因素包括米勒管异常、宫颈外伤和原有排除其他原因 1 次或多次的中孕自然流产史 [5]。

详细的产科病史采集是确定宫颈功能不全相关妊娠流产的关键。妊娠中期反复出现无痛性流产，小于孕 32 周的胎膜早破，孕早期和孕中期宫颈长度＜ 25mm 的妊娠，均提示宫颈功能不全可能。

有宫颈外伤、人工流产、宫颈锥切活检、宫颈撕裂伤、根治性宫颈切除术、结缔组织疾病（如 Ehlers–Danlos 综合征）病史、宫颈间质胶原缺陷等是导致宫颈功能不全的一些主要危险因素（表 3–1）。有多囊卵巢综合征（PCOS）病史的患者如果发生宫颈功能不全，则症状出现较早，预后较差 [6]。

表 3-1 宫颈功能不全的危险因素

• 复发性无痛性中孕流产史
• 既往病史提示小于 32 周的早产、胎膜早破
• 前次妊娠小于 27 周时，宫颈长度＜ 25mm
• 子宫颈外伤和手术史，如人工流产、宫颈锥切活检、宫颈外伤和撕裂伤等
• 先天性子宫异常
• 任何结缔组织疾病（如 Ehlers–Danlos 综合征）
• 宫颈漏斗状，宫颈短，宫颈扩张
• 本次妊娠 27 周前的随机宫颈长度＜ 25mm（可不伴宫颈 V 形扩张）
• 多囊卵巢综合征伴胰岛素抵抗

三、诊断

使用子宫输卵管造影评估宫颈管的宽度、无阻力插入 Hegar 9 号扩宫条的容易程度、沿着宫颈管拔出膨胀的球囊导管所需的力、插入宫颈球囊导管、测量拉伸子宫颈所需的力都被用作宫颈功能不全的测试，但由此得出的结论并不一致。

经阴道超声是一种有效的宫颈长度测量方法，在有明显危险因素的女性中，使用正确的测量方法很容易获取。宫颈长度＜ 25mm 的宫颈缩短可预测早产或中孕流产。宫颈功能不全的诊断标准是：无痛性宫颈扩张，伴有或不伴有胎膜破裂。

宫颈长度测量

建议患者取膀胱截石位，采用经阴道超声测量宫颈长度[7]。测量宫颈长度前需考虑以下因素（图 3–1）。

- 排空膀胱。
- 观察宫颈的纵轴。
- 明确宫颈管。

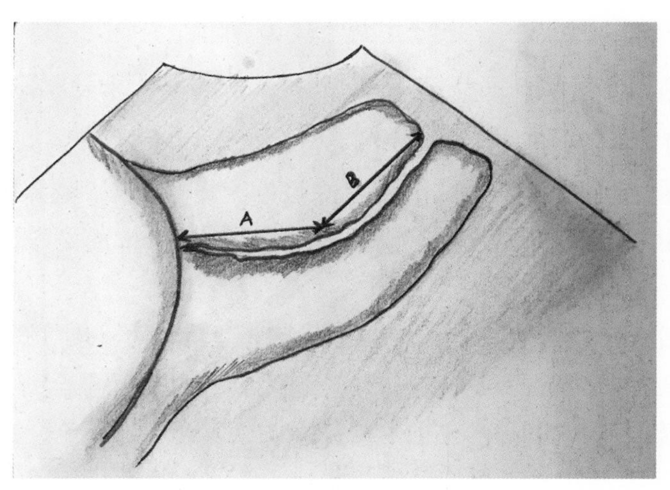

▲ 图 3–1 经阴道超声测量宫颈长度

量尺沿宫颈管分别测量距离内口和外口的距离（宫颈长度 =A+B）

- 子宫颈放大占屏幕图像的 50%～75%。
- 探头对宫颈的压力应保持在最低限度。
- 检查时间至少为 3～5min。
- 沿宫颈管内测量宫颈内口到外口的距离，即宫颈长度。

四、管理

宫颈功能不全的治疗方案取决于各种母胎因素[1]，可以是以下任意一种。

- 宫颈环扎术；
- 保守治疗。

宫颈环扎术的适应证包括数次妊娠时宫颈短和（或）扩张的临床病史，可分为预防性环扎（病史指征性环扎术或超声指征性环扎术）和治疗性环扎（紧急环扎）两大类。宫颈托是宫颈环扎术的一种替代方法，关于宫颈托的数据有限，效果尚未被证实。

（一）病史指征性环扎术

应为有 3 次或 3 次以上早产病史或有宫颈功能不全临床表现的不良孕产史，属于预防性宫颈环扎术，一般在妊娠 12～14 周行择期手术。

（二）超声指征性环扎术

对于有显著危险因素的孕妇，进行连续超声监测。对于宫颈功能不全筛查呈阳性的女性，环扎是一种治疗方法。当连续监测中宫颈长度＜ 25mm，妊娠不到 24 周，如果没有羊膜囊突出，则进行超声指征的环扎术。子宫颈长度的超声检查通常在妊娠 14 周时开始，直到妊娠 24 周。

有早产史或中孕流产史，超声提示短宫颈或短宫颈下的宫颈内口漏斗状扩张都是宫颈环扎术的指征。

（三）紧急环扎

临床检查或超声检查发现有症状的患者出现子宫颈扩张伴羊膜囊突出时，紧急环扎是一种补救措施。临床症状可能表现为出现阴道分泌物、出血或下腹部压力感等。

紧急环扎的时机应该是个性化的，孕周是决定是否行紧急环扎术的最重要因素。目前数据表明，紧急环扎可平均延长胎龄 5 周。宫颈扩张超过 4cm 或胎儿羊膜囊突出宫颈外口环扎术的失败率高。

（四）预防性环扎术的前提条件

建议在手术前评估胎儿存活能力[5]（表 3–2）。

除明确的先天性胎儿畸形外，如有非整倍体增加的风险，建议推迟到完成染色体核型分析或系统超声检查后再进行手术，以排除畸形和非整倍体。

建议术前对任何可能导致早产的感染因素进行筛查。常规进行尿液分析，以确定是否有尿路感染，因此，必须对尿液样本进行细菌培养和药敏检查。应在患者入院接受环扎术之前进行白带常规

表 3-2 宫颈环扎术禁忌证

• 难免早产 • 持续阴道出血 • 绒毛膜羊膜炎的临床证据 • 早产胎膜早破 • 任何胎儿状态不良的证据 • 可能致命的先天畸形 • 胎儿死亡

检查和阴道分泌物培养，以降低经阴道感染风险。建议在术前经阴道或腹部测量宫颈长度，尤其是以前环扎失败的女性。

在大约 50% 的女性中，细菌侵入羊膜是导致宫颈功能不全的一个因素。羊膜穿刺术在环扎术前评估和治疗绒毛膜羊膜炎中没有益处，因此不推荐使用。

宫颈环扎术通常是在区域麻醉下进行的，由于相关风险较小，除非有区域麻醉禁忌，否则通常优先于全身麻醉。

五、宫颈环扎术

- 经阴道。
- 经腹。
- 腹腔镜 [5]。

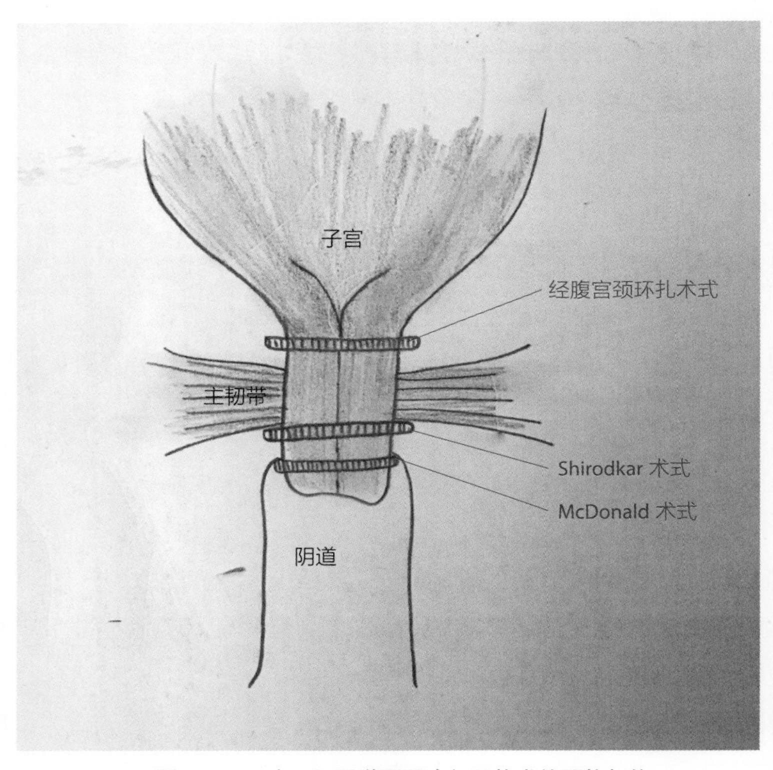

▲ 图 3-2 经腹和经阴道不同途径环扎术的环扎部位

（一）经阴道与经腹环扎术的术式选择

在术前准备尤其是检测感染风险过程中，应考虑对阴道部分宫颈长度进行额外评估，以选择环扎术式（图 3-2）。如果有适当长度的宫颈，建议采用 McDonald 环扎术。如果有合适长度的宫颈阴道段，可以选择 Shirodkar 环扎术。经腹宫颈环扎术最重要的适应证是宫颈阴道部缺失、严重损伤的宫颈及经阴道环扎术失败病史。

经阴道环扎术

经阴道环扎术两种最重要的方法是众所周知的 McDonald 术式（图 3-3 和图 3-4）和 Shirodkar 术式。

(1) McDonald 术式：在 McDonald 环扎术中，荷包缝合的缝合线尽可能靠近子宫颈膀胱反折交接，不损伤解剖平面结构。宫颈长度仍然是一个很好的预后指标。

(2) Shirodkar 术式：在 Shirodkar 术式中，膀胱和直肠通过各自的平面与阴道分离，以便于高位缝合宫颈。皮下缝合线插入靠近宫颈内口的宫颈阴道交界处。

（二）缝合材料

不同种类缝合线优缺点比较尚未见报道。最常用的缝线是 Mersilene（Ethicon）环扎带和 Prolene（Ethicon）聚丙烯缝线。Mesh 缝合线也可以使用，但没有与传统方法相比较的数据。经验性的说法是，延迟可吸收缝线效果更好，但这需要更多的验证。

预防性经腹环扎术

对于有宫颈功能不全病史的女性，如果经验丰富的手术医生行阴道环扎失败，则首选经腹环

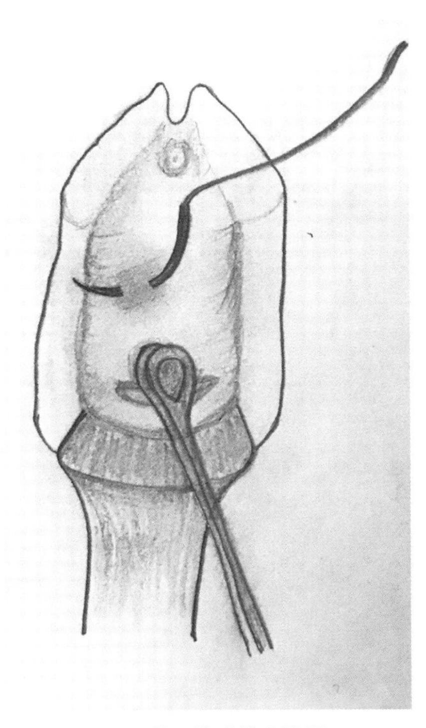

▲ 图 3-3　经阴道环扎术缝合流程

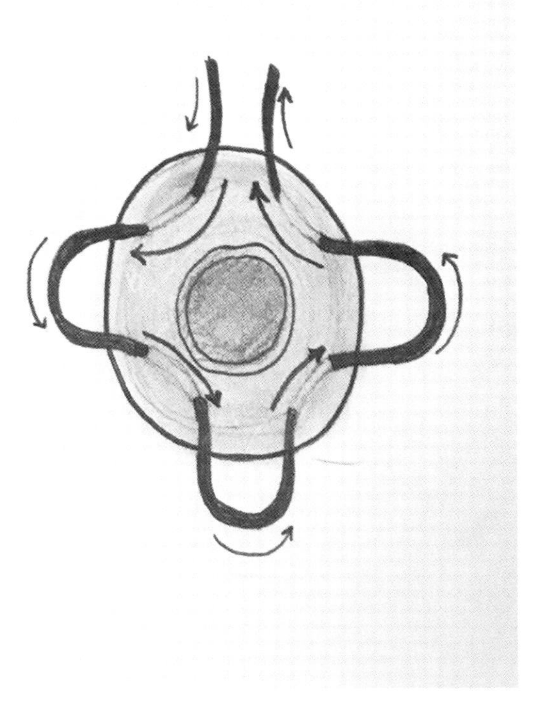

▲ 图 3-4　**McDonald** 环扎术缝合流程

扎。对于因妇科原因进行过宫颈切除术的女性，也应考虑这种情况。经腹环扎可以通过腹腔镜或开腹手术完成。通常腹腔镜环扎在目前预防性经腹环扎术中是首选的，然而，经腹手术比经阴道手术有更高的并发症风险 [5]。

采用 Pfannenstiel 横切口并逐层进腹，打开腹膜反折并下推膀胱。Mersilene 缝合线穿过靠近宫颈间质的宽韧带，类似于 McDonald 缝合包绕宫颈并牢固打结。

在腹腔镜环扎术中，在全身麻醉诱导后，于脐上开一个 10mm 操作孔。根据妊娠子宫的高度，在一个安全的位置开 5mm 的辅助口。腹腔镜环扎术是对开放术式的一种替代，除了不进行常规打开膀胱反折（除非有剖宫产手术史）。在子宫颈及子宫峡部水平放置 Mersilene 环扎带，手术结固定。

接受经腹环扎术的女性在手术后应定期进行产前随访。当出现胎儿存活能力丧失或母体并发症需要医学指征引产时，可通过开腹或腹腔镜拆除环扎线，选择阴道分娩或剖宫取胎（剖宫产）。通常，经腹环扎的孕妇足月应采用剖宫产分娩。

剖宫产分娩后，经腹环扎可继续保留，以备下次妊娠 [8]。

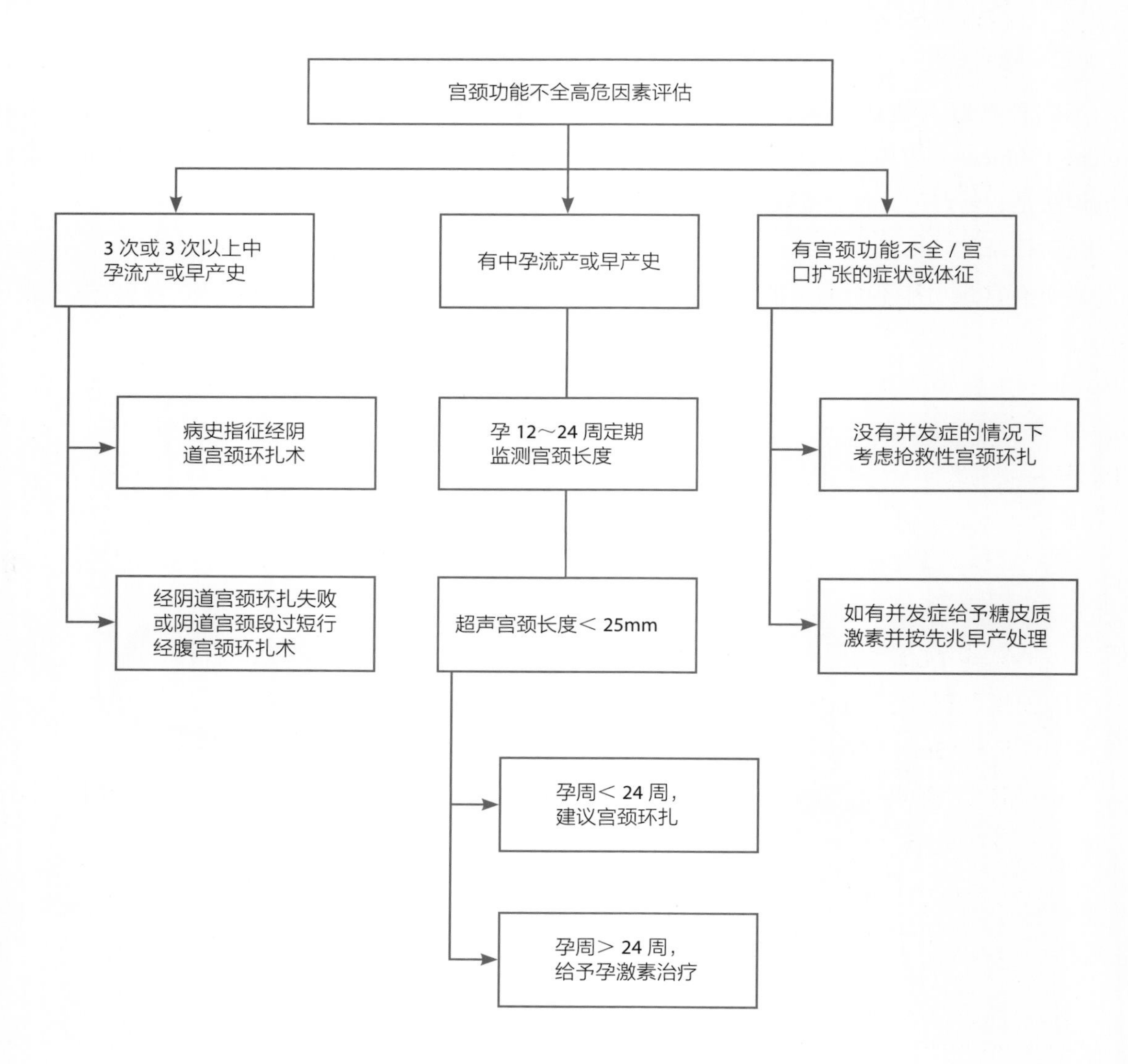

▲ 图 3-5　复发性中孕流产或早产史患者处理流程

（三）宫缩抑制药、黄体酮和糖皮质激素

没有大样本随机试验表明在预防性宫颈环扎术后需要常规使用宫缩抑制药[9, 10]、糖皮质激素或抗生素[11-13]（图3-5）。对于接近胎儿存活期的环扎术，可使用糖皮质激素促胎肺成熟。同样，关于黄体酮的数据在实施宫颈环扎术女性中的使用是有限的。

常规补充黄体酮对宫颈环扎术女性在实践中很常见，但目前的数据并不支持这种方法。先前的研究表明，宫颈环扎术后使用黄体酮的女性住院率显著降低，但流产率没有下降[13, 14]。两项研究指出，17α-羟基黄体酮己酸盐注射对于预防接受超声指征环扎术女性的早产没有额外的益处[15, 16]。有关比较宫颈环扎术与黄体酮预防早产疗效的数据有限。

（四）随访

宫颈环扎术后宫颈长度会增加，宫颈环扎术后立即进行宫颈评估的结果可能与最终分娩孕周有关[17-19]。但不建议宫颈环扎术后进行常规超声随访。建议在妊娠36周内定期进行产前检查及随访。宫颈环扎线拆除建议在妊娠36～38周进行。分娩时机和方式根据产科指征而定。

（五）环扎线拆除术

如果孕妇没有早产症状及体征，建议在妊娠36～38周选择性拆除环扎线。通常不需要麻醉；如有需要，只能通过静脉注射短效麻醉药物。如果发现绒毛膜羊膜炎或难免早产，可紧急拆除环扎线。明确记录宫颈环扎术时结的位置将有助于术后环扎线的拆除。

（六）特殊情况处理

1. 宫颈环扎术后胎膜早破

对宫颈环扎术后发生早产胎膜早破的女性，是否移除或保留环扎线尚有争议[20]。一项多中心随机对照研究发现保留及拆除环扎线对延长妊娠时间无统计学意义，但胎膜早破后立即拆除环扎线发生感染风险略低。

2. 多胎妊娠

对于宫颈长度较短的多胎妊娠，目前尚无明确的治疗指南。使用黄体酮和宫颈托是预防双胎早产的主要干预措施。虽然有研究表明使用阴道黄体酮没有明显的益处，但在特定人群中使用可能有益[21]。一项多中心研究比较了阴道黄体酮在双胎妊娠合并宫颈管缩短的情况下降低早产率的效果，结果显示阴道黄体酮可显著降低早产率[22]。一项回顾性队列研究表明宫颈环扎术可降低双胎妊娠且宫颈长度小于15mm患者早产风险[23]。

宫颈环扎术并非对所有病例都有益，但对于宫颈扩张超过1cm的病例，与保守治疗相比，小于32周的早产明显减少[24]。

参考文献

[1] Royal College of Obstetricians and Gynaecologists. *The Investigation and Treatment of Couples with Recurrent First-Trimester and Second-Trimester Miscarriage*; 2011. GTG No. 17.

[2] American Society for Reproductive Medicine. Evaluation and treatment of recurrent pregnancy loss: A committee opinion.

Fertil Steril. 2012;98(5):1103–11.

[3] Clinical review articles: Recurrent first trimester pregnancy loss. *Obstet Gynaecol Clin North Am*. 2014;41:1–8.

[4] Simpson J. Causes of fetal wastage. *Clin Obstet Gynecol*. 2007;50:10–30.

[5] Society of Obstetricians and Gynaecologists of Canada. *Cervical Insufficiency and Cervical Cerclage*; February 2019. SOGC clinical practice guideline, No. 373.

[6] Wang Y, Gu X, Tao L, Zhao Y. Co–morbidity of cervical incompetence with polycystic ovarian syndrome (PCOS) negatively impacts prognosis: A retrospective analysis of 178 patients. *BMC Pregnancy Childbirth*. 2016; 16(1):308.

[7] Kogan KO, Sonek J. How to measure cervical length. *Ultrasound Obstet Gynecol*. 2015;45:358–62.

[8] Carter JF, Soper DE. Laparoscopic removal of abdominal cerclage. *JSLS*. 2007;11(3):375–7.

[9] Locci M, Nazzaro G, Merenda A et al. Atosiban vs ritodrine used prophylactically with cerclage in ICSI pregnancies to prevent pre–term birth in women identified as being at high risk on the basis of transvaginal ultrasound scan. *J Obstet Gynaecol*. 2006;26:396–401.

[10] Visintine J, Airoldi J, Berghella V. Indomethacin administration at the time of ultrasound–indicated cerclage: Is there an association with a reduction in spontaneous preterm birth? *Am J Obstet Gynecol*. 2008;198:643.e1–3.

[11] Charles D, Edwards WR. Infectious complications of cervical cerclage. *Am J Obstet Gynecol*. 1981;141:1065–71.

[12] Kessler I, Shoham Z, Lancet M et al. Complications associated with genital colonization in pregnancies with and without cerclage. *Int J Gynaecol Obstet*. 1988; 27:359–63.

[13] Shiffman RL. Continuous low–dose antibiotics and cerclage for recurrent secondtrimester pregnancy loss. *J Reprod Med*. 2000;45:323–6.

[14] Ayers JW, Peterson EP, Ansbacher R. Early therapy for the incompetent cervix in patients with habitual abortion. *Fertil Steril*. 1982;38:177–81.

[15] Berghella V, Figueroa D, Szychowski JM et al. 17α–hydroxyprogesterone caproate for the prevention of preterm birth in women with prior preterm birth and a short cervical length. *Am J Obstet Gynecol*. 2010;202:351.e1–6.

[16] Rafael TJ, Mackeen AD, Berghella V. The effect of 17α–hydroxyprogesterone caproate on preterm birth in women with an ultrasound–indicated cerclage. *Am J Perinatol*. 2011;28:389–94.

[17] Funai EF, Paidas MJ, Rebarber A et al. Change in cervical length after prophylactic cerclage. *Obstet Gynecol* 1999;94: 117–9.

[18] Guzman ER, Houlihan C, Vintzileos A et al. The significance of transvaginal ultrasonographic evaluation of the cervix in women treated with emergency cerclage. *Am J Obstet Gynecol*. 1996;175:471–6.

[19] Althuisius SM, Dekker GA, van Geijn HP et al. The effect of therapeutic McDonald cerclage on cervical length as assessed by transvaginal ultrasonography. *Am J Obstet Gynecol*. 1999;180:366–9.

[20] Galyean A, Garite TJ, Maurel K et al. Removal versus retention of cerclage in preterm premature rupture of membranes: A randomized controlled trial. *Am J Obstet Gynecol*. 2014; 211(4):399.e1–7.

[21] Huras H, Kalinka J, Dębski R. Short cervix in twin pregnancies: Current state of knowledge and the proposed scheme of treatment. *Ginekol Pol*. 2017;88(11):626–32.

[22] Goya M, de la Calle M, Pratcorona L. Cervical pessary to prevent preterm birth in women with twin gestation and sonographic short cervix: A multicenter randomized controlled trial (PECEP–Twins). *Am J Obstet Gynecol*. 2016;214(2): 145–52.

[23] Roman A, Rochelson B, Fox NS et al. Efficacy of ultrasound–indicated cerclage in twin pregnancies. *Am J Obstet Gynecol*. 2015;212:788.e1–6.

[24] Han MN, O'Donnell BE, Maykin MM. The impact of cerclage in twin pregnancies on preterm birth rate before 32 weeks. *J Matern Fetal Neonatal Med*. 2019;32(13):2143–51.

第 4 章　复发性早产的妊娠管理

Management of pregnancy with recurrent preterm deliveries

Shivani Sharma　著

林星光　译

一、概述

早产指在 37 周前分娩者。早产对早产儿的生长发育影响深远，是新生儿发病率和死亡率的决定因素。早产的发生率在发达国家为 5%～7%[1]，在发展中国家发生率预计会更高。全球早产的发生率约为 9.5%，其中 85% 发生在非洲和亚洲 [2]。

“复发性早产”是指 1 次及以上孕 37 周前的分娩，准确核实孕周对早产的界定非常重要，需要避免因为母体和胎儿的一些临床表现而导致孕周计算错误所致的医源性早产。核实孕周最常用的是通过末次月经（LMP）计算，但是各种原因造成通过末次月经并不能准确核实孕周，如月经不调、哺乳或者不能准确记住末次月经等。同样，宫高也不能准确评估孕周。核实孕周最好的方法是通过早期胎儿的一些特定的超声指标评估，如 12 周以前胎儿的头臀长，12 周以后可以通过双顶径，最好是通过 20 周前的资料完成孕周核实。

二、早产的发病率

随着新生儿护理的进步，早产儿的存活率得到了显著的提高。早产儿的发病率取决于出生时的体重及孕周，据观察，出生体重大于 1000g 或者 28 周后出生的婴儿存活机会明显提高。各个国家医疗资源和新生儿高级护理能力的不同使得可存活的标准在各个国家有所不同。美国妇产科学会 [3] 建议如果出生孕周大于 24 周就应进行新生儿复苏，如果小于 22 周就不推荐进行新生儿复苏。印度儿科学会 [4] 将可存活的标准定在孕 28 周以上。在英国进行的一项研究显示 [5]，胎龄为 22 周、26 周和 28 周的婴儿的存活率分别为 25.4%、88.2% 和 94.5%。

早产的近期、远期并发症

新生儿复苏和护理水平的进步使得总体的新生儿死亡率有所降低，但是早产所致的器官相关功能障碍还会持续存在，这种情况对于那些极早产儿（图 4–1）更为糟糕。虽然有一些病情变化只是短期存在，可以通过在条件好的新生儿重症监护室中良好的护理得以改善，但是有些却持续存在，

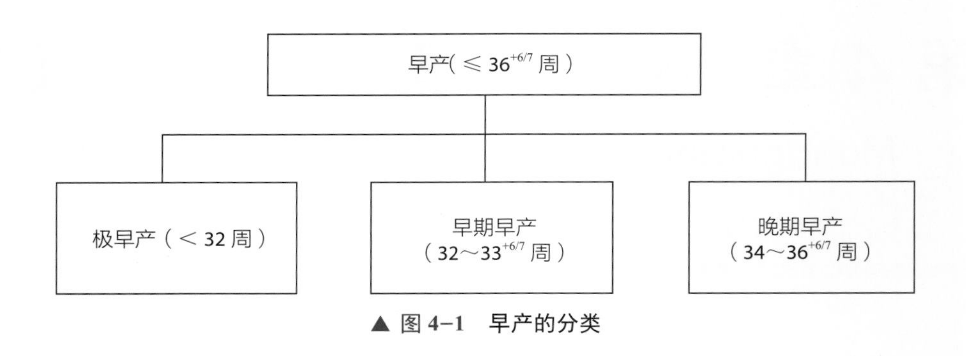

▲ 图 4-1 早产的分类

对其后续生活会有一定的影响，相关的研究仍在继续评估和随访（表 4-1）。

三、复发性早产的病因

各种因素相互作用使得宫口过早的扩张和宫颈管的提前消退最终导致早产的发生。研究发现各种原因所致的子宫过度扩张可引起收缩相关蛋白（CAP）的过度表达。胎盘－胎儿－子宫级联反应的过早激活和母体促肾上腺皮质激素释放激素促进了子宫收缩相关蛋白表达[7]，最终导致宫颈成熟。另外，母体的应激及胎儿胎盘内分泌轴的过早激活在早产的发动中也起到重要作用。

经胎盘、上行或逆行感染子宫会导致炎症反应可引起子宫收缩或胎膜早破。炎症介质如脂多糖（LPS）和细胞因子在早产的发生过程中发挥着重要作用。这些炎症介质可以释放膜金属蛋白酶（MMP）、白介素（IL-6、IL-8）和肿瘤坏死因子，最终诱发分娩的发动[7]（图 4-2）。

既往早产史可以作为重要且独立的预测早产的危险因素。有 1 次早产史的孕妇发生再发性早产的风险较没有早产史的女性增加 3 倍，因此复发性早产与早产史有明显相关性（表 4-2 和表 4-3）。

阴道具有以乳酸菌为主的特定微生物环境。据观察，早产孕妇的阴道内发现某些微生物丰度增

表 4-1 早产的近远期并发症

器　官	近期并发症	远期并发症
呼吸系统	呼吸窘迫综合征、早产儿呼吸暂停、支气管肺发育不良	支气管肺发育不良，哮喘
心血管	心血管动脉导管未闭、低血压	肺动脉高压、成年高血压
消化系统	坏死性小肠结肠炎	
眼睛	早产儿视网膜病变	视网膜脱离、近视、斜视
中枢神经系统	短期神经系统损伤、脑室内出血、脑室周围白细胞减少症	脑瘫、运动障碍、神经发育迟缓、听力损失
免疫	围产期免疫性败血症、免疫缺陷、医院获得性感染	
血液	贫血、需要输血	
内分泌	低血糖、皮质醇缺乏	胰岛素抵抗、血糖调节功能损伤

引自 Patel R. *Am J Perinatol*. 2016;33(3):318–28.

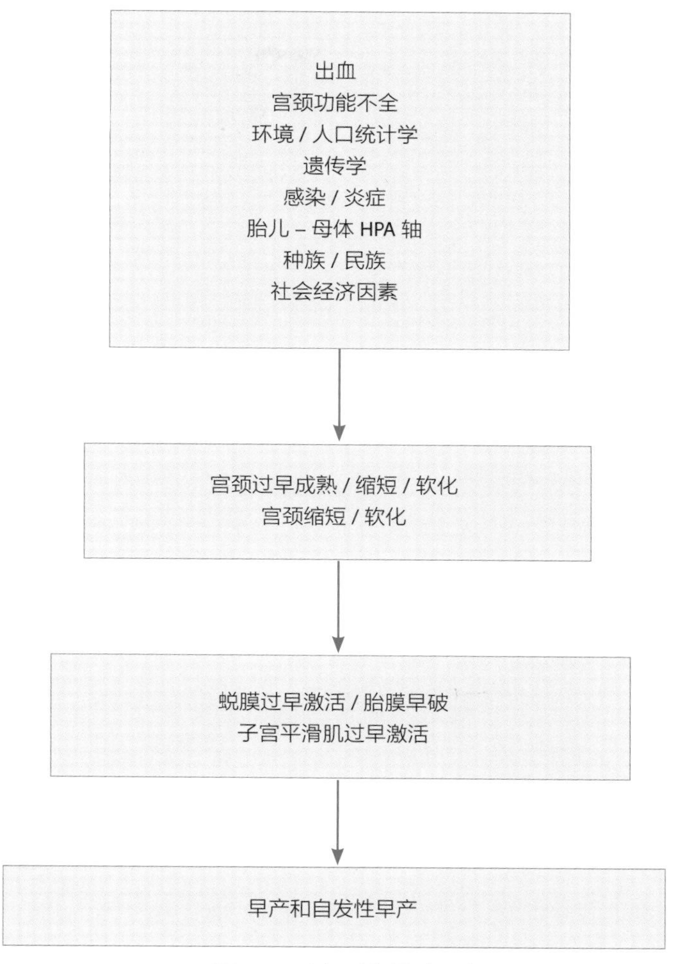

▲ 图 4–2　宫颈重塑导致早产

表 4–2　前次妊娠结局对复发性早产的影响

首次妊娠结局	第 2 次 35 周前分娩的比例（%）
36 周前分娩	14～15
足月产	3

引自 Mazaki–Tovi S et al. *SeminPerinatol*. 2007;31(3): 142–58.

加，如阴道加德纳菌梭形杆菌、人支原体和解脲脲原体等 [9]。据推测，B 族链球菌感染可以破坏宫颈上皮屏障，逆行感染分泌透明质酸酶 [10]。

（一）双胎妊娠和复发性早产

有双胎妊娠早产史的孕妇，即使此次为单胎妊娠仍为早产的高危人群，但是如果前次双胎妊娠分娩孕周在 34～37 周，此次单胎妊娠发生早产的风险则不会增加。同样，单胎早产史可以增加双胎或者多胎妊娠早产的风险。

表 4-3 早产的风险

可变因素	不可变因素
• 可卡因或海洛因滥用	• 前次早产史
• 细菌性阴道病	• 黑色人种
• 尿路感染	• 宫颈锥切史、LEEP 刀手术史
• 宫内感染	• 多胎妊娠
• 孕期低体重指数（< 18kg/m²）	• 胎儿异常
• 糖尿病、高血压和甲状腺异常	• 羊水过多
• 过度体力劳动	• 宫颈管缩短（28 周前< 25mm）
• 牙周病	• 子宫畸形
• 性传播疾病（衣原体病、淋病和滴虫病）	• 阴道出血
• 妊娠间隔时间短（< 18 个月）	• 高泌乳素

（二）宫颈功能不全可引起复发性早产

机械因素导致的宫颈功能不全也是早产的重要原因。宫颈锥切病史、宫颈 LEEP 刀术、前次分娩所致的宫颈裂伤或先天性子宫发育异常等内在原因及胶原血管疾病均为宫颈功能不全的重要原因。

以前是通过内诊来确定子宫颈的长度、形态、消退和扩张情况来诊断宫颈功能不全。现在，经阴道超声检查已经成为诊断宫颈功能不全的金标准，因为它不受母亲肥胖、胎儿超声伪影及宫颈位置等因素的影响。

1. 经阴道超声检查宫颈长度的指征

经阴道超声检查宫颈长度的指征主要应用于既往发生过复发性早产的单胎妊娠[11]。对于宫颈环扎术后、多胎妊娠、胎膜早破或前置胎盘不推荐进行常规宫颈超声检查。

2. 何时需要监测宫颈长度

宫颈长度的评估应在 16～24 周，因为在 16 周之前，子宫下段并未形成，所以很难分辨子宫下段和宫颈管内管段。一般建议每 1～2 周进行 1 次超声检查直至 24 周。

3. 方法（宫颈长度检查的方法和流程：熟悉）

患者首先排空膀胱，取仰卧位，将超声探头轻轻插入阴道并引导探头至阴道前穹隆，将获得矢状图像占屏幕的 2/3，这样宫颈的内口和外口清晰可见。子宫颈的长度沿宫颈内管测量内口与外口之间长度。分别进行 3 次测量，采用最短的值作为宫颈管长度测量值，而不是 3 次测量的均值。如果宫颈管长度小于 25mm 则需要进行干预。

（三）复发的医源性早产

医源性早产是指因为母体的并发症或者胎儿原因需要提前终止妊娠。医源性早产的发生率波动于 1%～5%，约占早产的 1/3。既往有 1 次医源性早产是复发性早产的高危因素（表 4-4）。

表 4-4　反复发生的需要提前终止妊娠的产科情况

母体情况	胎儿情况
• 高血压性疾病 – 未控制的母体血压 – 重度子痫前期、子痫 • 产科出血 – 前置胎盘 – 不明原因的阴道出血 – 胎盘早剥 • 既往古典式剖宫产史	• 严重的胎儿生长受限 • 胎儿宫内窘迫 • 胎儿畸形 • 既往单绒双羊双胎妊娠史

（四）胎膜早破

- 症状：主诉为阴道流出无色无味的液体。
- 诊断：胎膜早破在妊娠期间发生率为 3% 左右，早产 30%～40% 发生胎膜早破 [12]。
- 现病史：清亮的无色液体自阴道流出。
- 窥阴器检查：可见阴道内流出的羊水池或者咳嗽时宫颈流出羊水。
- 超声检查：较前次记录的羊水量明显减少。
- 阴道液体检测：①胰岛素样生长因子结合蛋白；②胎盘 α– 微球蛋白 –1；③胎儿纤连蛋白测试阳性（＞ 50ng/ml）。
- 不推荐吸取羊水进行培养及药敏实验或者 pH 试纸检测。
- 管理：可以通过监测母亲脉搏、体温、下腹痛、阴道分泌物及胎动减少来监测绒毛膜羊膜炎的发生。对于绒毛膜羊膜炎的诊断、临床表现、孕妇血液检查（C 反应蛋白和白细胞计数）和胎儿心率都应考虑在内，而不是单一的参考其中的某一个参数变化。
- NICE 建议：可予抗生素，如口服红霉素 250mg，每天 4 次，最多 10 天或直到分娩（如果对红霉素过敏可予口服青霉素）。

（五）胎膜完整的自发性早产的诊断

- 体格检查：孕妇出现持续性、规律性、节律性、逐渐加重和有痛感的子宫收缩，同时伴有宫颈的扩张、消退，也可伴有骨盆下坠感、月经样子宫发胀、阴道水样分泌增多和腰痛。
- 胎儿纤连蛋白测试：纤连蛋白是一种存在于孕妇血液和羊水中的糖蛋白。尽管 ACOG（2012 年版）不建议常规进行胎儿纤连蛋白测试，因为在正常妊娠的 20 周前可以在宫颈阴道分泌物中检测到，但是 20 周后阴道内检出纤连蛋白可以作为早产的预测标志物。纤连蛋白测试阳性的孕妇发生自发早产的风险增加（约为 28%），那些测试结果阴性的孕妇发生早产的风险约为 7%。临产前宫颈管缩短（小于 25mm）是自发性早产的高危因素，尤其是合并胎儿纤连蛋白检测出阳性的孕妇，其早产风险增加到 64%[11]。

四、自发性早产的预防

（一）孕激素治疗

黄体酮不仅可以通过安静子宫平滑肌来维持妊娠，它还可以干扰催产素结合，下调间隙连接的形成，从而抑制宫颈成熟，它也可以通过抑制胎膜细胞凋亡并阻止细胞因子的产生来预防早产。有早产史孕妇，此次妊娠予以补充孕激素治疗被证明可以预防复发性早产的发生。黄体酮的治疗应该从孕 16～20 周开始，直至 36 周（图 4–3）。

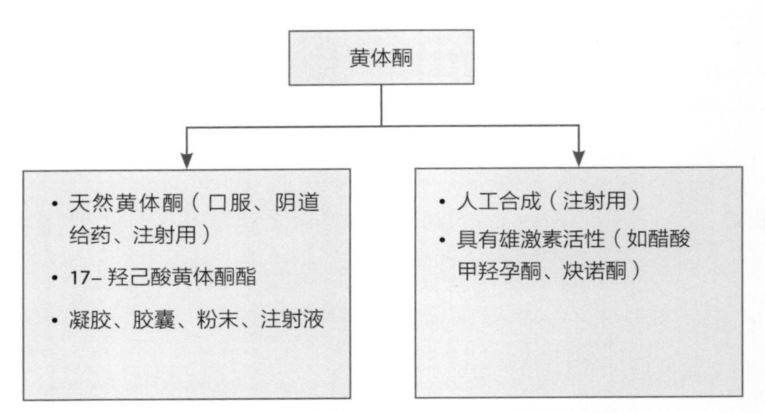

▲ 图 4–3 预防复发性早产常用黄体酮的几种类型

每周肌内注射 1 次 17– 羟己酸黄体酮酯 250mg，也是一种可供选择的治疗方法 [13]。如果是宫颈管缩短，每天阴道给予微粒化黄体酮 200～400mg 也是有效的，干预时机在 16～24 周开始，直至 34 周。

补充黄体酮不会改变多胎妊娠、胎膜早破、胎儿纤连蛋白测试阳性、宫颈环扎术后或已临产的早产发生率。孕激素补充对于复发性早产仅有 1/3 的孕妇有效。

（二）宫缩抑制药

宫缩抑制药通常不会延长孕周，但能有效延迟分娩长达 48h。这样为胎儿宫内转运至有良好新生儿护理设施的医疗机构及为皮质类固醇发挥作用提供了缓冲时间。

硝苯地平是胎膜完整同时伴有下腹痛症状的先兆早产孕妇的首选药物，在硝苯地平应用有禁忌的情况下，应使用催产素受体拮抗药 [21]，β 受体激动药最好避免使用（表 4–5）。

（三）宫颈环扎和宫颈托

如文中（图 4–4）所示，宫颈环扎是用环扎线环绕宫颈 1 周进行缝合。

1. 宫颈环扎 / 宫颈托应用指征（NICE 2015 年版指南）

(1) 16～24 周超声检查发现宫颈扩张或宫颈长度小于 25mm（NICE）具有以下任一项。

• 胎膜早破史。

• 宫颈裂伤史。

(2) 具有 3 次及以上自发性中孕流产史。

表 4-5 预防早产的药物种类

药 物	作用机制	剂 量	禁 忌	不良反应
利托君	β 肾上腺素受体激动药，减少细胞内钙从而抑制子宫平滑肌收缩	150mg/500ml 生理盐水，300μg/min 静脉滴注	心脏病、甲亢、哮喘、贫血	肺水肿、急性呼吸窘迫
特布他林	$β_2$ 受体激动药		心脏病、哮喘	肺水肿
硫酸镁		4g 负荷剂量后改为 2g/h 维持	重症肌无力、正在使用钙通道阻滞药	肺水肿，使用超过 5 天可导致胎儿钙质流失
吲哚美辛	前列腺素抑制药	50～100mg，每 8 小时 1 次，口服。24h 不超过 200mg	肾脏疾病	羊水过少、胎儿颅内出血、动脉导管过早闭合、坏死性小肠结肠炎等
硝苯地平	钙通道阻滞药	首剂 20mg，10～20mg，每 8 小时 1 次，不超过 48h	正在使用硫酸镁	反射性心动过速、降低房室传导
阿托西班	缩宫素拮抗药	1min 内 6.75mg 快速静脉滴注，6～18mg/h 维持（最多 330mg）		恶心、头痛

引自 World Health Organization recommendation on the use of tocolytic treatment for inhibiting preterm labour2015. https://extranet.who. int/rhl/ topics/preconception–pregnancy–childbirth–and–postpartum–care/pregnancy–complications/preterm–birth/who–recommendation–use–tocolytic–treatment–inhibiting–preterm–labour.

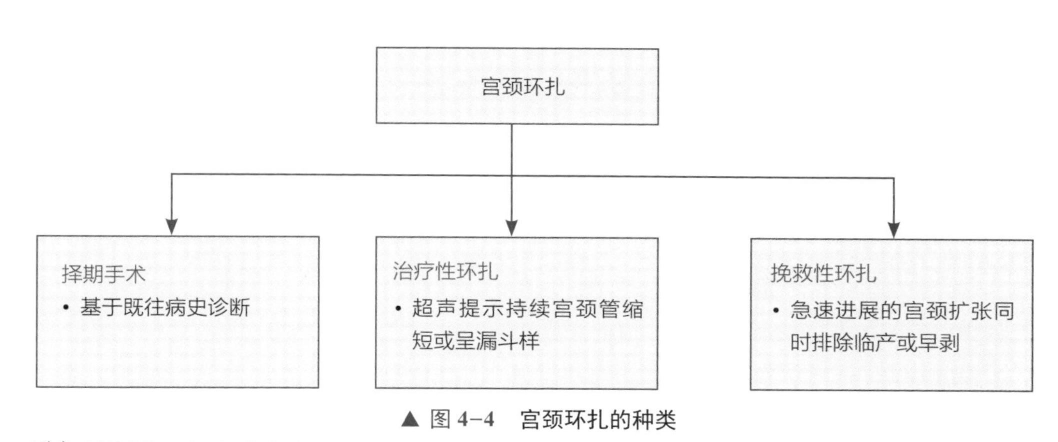

▲ 图 4-4 宫颈环扎的种类

引自 ACOG Practice Bulletin, No. 48, November 2003. Cervical insufficiency. *Int J Gynecol Obstet*. 2004;85[1]:81–9.

2. 环扎时机

根据 NICE（2019 年版），选择性环扎术应该在完善孕早期筛查后，如 NT 检查和胎儿评估，排除主要先天性畸形后于孕 13～16 周时进行。紧急宫颈环扎应在有以下情况的患者中进行：既往有因为经超声诊断宫颈功能不全导致的孕中期流产史，挽救性环扎可以在 16～27 周的孕妇发现有宫颈松弛并扩张的情况时实施。

3. 禁忌证

绝对禁忌如下。

• 已发动的分娩 / 子宫收缩。

- 活动性阴道出血。
- 胎盘早剥。
- 胎膜早破。
- 绒毛膜羊膜炎 / 感染迹象。

在早产高风险且合并有宫颈短的孕妇中，孕前或者妊娠后行宫颈环扎可以矫正子宫颈的结构缺陷。有 1 次或多次早产史的女性，超声提示宫颈长度≤ 25mm，宫颈环扎术后进行有效的预处理可减少早产的发生率，使其发生率从 14% 下降到 6.1%[15]。

术前使用抗生素或宫缩抑制药尚存在争议，不推荐使用，应慎用。宫颈环扎线应在 36～37 周拆除，如果进入产程或者有早产迹象应提前予以拆除[16]。

（四）宫颈托

在妊娠 20～24 周时发现宫颈长度小于 25mm 时应用硅胶宫颈子宫托被发现可以有效地预防早产，双胎妊娠也可使用，观察研究发现双胎妊娠使用宫颈原位托后可延长平均孕周[20]。

（五）皮质类固醇的应用

如果孕周超过 23 周，就应考虑给孕妇使用糖皮质激素，根据 ACOG 建议，妊娠 24 周后必须给予激素治疗[17]。如果预计在 7 天内可能会分娩，应予以一个疗程糖皮质激素治疗，包括胎膜早破或多胎妊娠。推荐的倍他米松的用法是间隔 24h，共 2 次，每次 12mg；地塞米松的用法是间隔 12h，共 4 次，每次 6mg。两者效果一样。

只要有机会每个发生早产的孕妇都应给予糖皮质激素治疗，即使给予第二针的机会渺茫。研究发现即使在产程活跃期给予一针也会获益。皮质类固醇的益处多在初始剂量后 2～7 天达到最大。如果出现以下情况，应重复应用皮质类固醇激素，孕周小于 34 周，预计 7 天之内有早产风险，且距上次应用激素已超过 14 天。如果临床早产症状明显，最早可在 7 天后予以重复疗程，不推荐 2 个以上疗程的激素应用。对于胎膜早破的激素冲击应用尚存争议。

在相同胎龄和出生体重的新生儿中，相比于产前未接受糖皮质激素治疗的新生儿，接受过糖皮质激素治疗组的新生儿呼吸窘迫综合征、颅内出血、坏死性小肠结肠炎和新生儿死亡等风险明显降低。

（六）产前硫酸镁的应用

硫酸镁适用于有早产迹象，且小于 32 孕周合并有以下条件[18]。

- 已临产且宫颈扩张大于 4cm，且宫缩抑制药应用无效或存在保胎禁忌者。
- 宫口超过 4cm 并持续进展。
- 胎膜早破同时有产程进展。
- 因胎儿或孕妇指征需行计划分娩。

可以在单胎或者多胎妊娠的经阴道试产或剖宫产分娩前应用。

禁忌证包括以下内容。

- 子痫前期或子痫孕妇已用硫酸镁者。

- 距上次应用硫酸镁停止时间不到 12h。
- 有硫酸镁应用禁忌。
- 胎儿不太可能从治疗中获益。

剂量：硫酸镁以负荷剂量给予 30min 内静脉滴注 4g，并以每小时 1g 的剂量维持，直到分娩或最多 24h，至少在胎儿娩出前 4h 应用。

监测：应该每小时检查 1 次孕妇的血压、呼吸频率、脉搏、尿量和膝反射。如果呼吸频率每分钟少于 12 次，膝反射消失或尿量下降至在 4h 内少于 100ml 就应该停止输液。

胎儿监护在潜伏期每 4 小时监测胎心变化，ACOG 建议在活跃期应予以持续电子胎心监护。

（七）作用有限的或者无效的预防复发性早产的处理措施

细菌性阴道病的治疗：最新证据不建议对有自发性早产史的孕妇在孕期或受孕期进行预防性治疗细菌性阴道病。

卧床休息：没有证据支持卧床休息或住院能有效预防早产。住院 3 天后静脉血栓栓塞的风险可增加到 1.6%，而非卧床的风险则为 0.1%，同时伴随骨质流失的风险。

戒烟和远离毒品已经被证实有预防早产的作用，应用广谱的抗生素预防性治疗下生殖道感染和盆腔炎并不能预防早产。虽然发现牙龈感染与复发性早产相关，但预防性应用抗生素同样不能阻止早产的发生。

五、结论

复发性早产与新生儿发病率和死亡率息息相关，而且会对女性和护理人员造成心理创伤。早产的发生可能是多因素的，往往无法找到明确的致病因素。通过超声对宫颈长度进行连续监测，以发现宫颈管的缩短，并予以宫颈环扎或者有指征应用孕激素可以预防早产，推荐应用皮质类固醇促胎儿成熟和硫酸镁对胎儿提供神经保护，对于明确的先兆早产应用宫缩抑制药可以改善早产儿围产期的预后。

参考文献

[1] Lawn JE, Gravett MG, Nunes TM, Rubens CE, Stanton C. Global report on preterm birth and stillbirth (1 of 7): Definitions, description of the burden and opportunities to improve data. *BMC Pregnancy Childbirth*. 2010;10(S1).

[2] Beck S, Wojdyla D, Say L et al. the worldwide incidence of preterm birth: a systematic review of maternal mortality and morbidity. *Bull World Health Organ*. 2010;88(1):31–8.

[3] American College of Obstetricians and Gynecologists; Society for Maternal–Fetal Medicine. Obstetric care consensus No. 6: Periviable Birth. *Obstet Gynecol*. 2017;130:e187–99.

[4] Nimalkar SM, Bansal SC. Periviable birth: The ethical conundrum. *Indian Pediatr*. 2019;56(1):13–7.

[5] Santhakumaran S, Statnikov Y, Gray D on behalf of the Medicines for Neonates Investigator Group, et al. Survival of very preterm infants admitted to neonatal care in England 2008–2014: Time trends and regional variation. *Arch Dis Child Fetal Neonatal Ed*. 2018;103:F208–15.

[6] Patel R. Short and long term outcomes for extremely preterm infants. *Am J Perinatol*. 2016;33(03):318–28.

[7] López Bernal A. Overview. Preterm labour: Mechanisms and management. *BMC Pregnancy Childbirth*. 2007;7(Suppl 1):S2.

[8] Mazaki–Tovi S, Romero R, Kusanovic JP et al. Recurrent preterm birth. *Semin Perinatol*. 2007;31(3):142–58.

[9] Bianchi–Jassir F, Seale AC, Kohli–Lynch M et al. Preterm birth associated with group B streptococcus maternal colonization worldwide: Systematic review and meta-analysis. *Clin Infect Dis*. 2017;65(Suppl 2):S133–42.

[10] Agrawal V, Hirsch E. Intrauterine infection and preterm labor. *Semin Fetal Neonat Med*. 2012;17(1):12–9.
[11] Berghella V. Universal cervical length screening for prediction and prevention of preterm birth. *Obstet Gynecol Surv*. 2012;67(10):653–7.
[12] Mercer, B. Preterm premature rupture of membranes. *Obstet Gynecol*. 2003;101(1):178–93.
[13] Di Renzo GC, Roura LC, Facchinetti F et al. Guidelines for the management of spontaneous preterm labor: Identification of spontaneous preterm labor, diagnosis of preterm premature rupture of membranes, and preventive tools for preterm birth. *J Matern Fetal Neonatal Med*. 2011;24(5):659–67.
[14] ACOG Practice Bulletin, No. 48, November 2003. Cervical insufficiency. *Int J Gynecol Obstet*. 2004;85(1):81–9.
[15] Owen J, Hankins G, Iams JD et al. Multicentre randomized trial of cerclage for preterm birth prevention in high–risk women with shortened midtrimester cervical length. *Am J Obstet Gynecol*. 2009;201:375.e1–8.
[16] Wise J. NICE guidelines aims to cut premature birth rates. *BMJ*. 2015;351:h6253.
[17] Committee Opinion No. 713. *Obstet Gynecol*. 2017;130(2): e102–9.
[18] Committee Opinion No. 455. Magnesium sulfate before anticipated preterm birth for neuroprotection. *Obstet Gynecol*. 2010;115(3):669–71.
[19] World Health Organization recommendation on the use of tocolytic treatment for inhibiting preterm labour. 2015 https://extranet.who.int/rhl/topics/preconceptionpregnancy–childbirth–and–postpartum–care/pregnancy–complications/preterm–birth/who–recommendation–use–tocolytic–treatment–inhibiting–preterm–labour.
[20] Jin X, Li D, Huang L. Cervical pessary for prevention of preterm birth: A meta–analysis. *Sci Rep*. 2017;7(1).
[21] Wise J. NICE guideline aims to cut premature birth rates. *BMJ*. 2015;351:h6253–h6253.

第 5 章 胎儿生长受限的妊娠管理*

Approach to women with a history of previous intrauterine growth restriction

Minakshi Rohilla 著
李淑芳 译

一、概述

胎儿生长受限（fetal growth restriction，FGR）指超声估测胎儿体重或腹围低于同孕龄的第 10 百分位数[1]。这个定义不包括非病理因素导致的单纯小于孕龄儿（small for gestational age, SGA）。然而，有 50%～70% 的胎儿先天性小，其小体重与母体的身高、体重、胎次和种族相关，是不存在任何病理因素的 SGA[2]。真正的生长受限是一种病理现象，是指胎儿未达到基因决定的生长潜力。FGR 分为均称型和非均称型，这取决于头围与腹围的比值（head circumference/abdominal circumference, HC/AC）（图 5–1）。

非对称性 FGR 通常是因为一些因素导致对胎儿的延迟性损伤，如胎盘功能不良。因此，受影响的是细胞大小，而不是细胞数量。这类胎儿表现出脑保护效应，大脑和头部生长正常，因此 HC/AC 比值较高。胎儿血流重新分配以维持重要器官的功能和生长，这被称为脑保护效应，其结果是流向大脑、心脏、肾上腺和胎盘的血流量增加，流向其他器官的血流量减少。这些不同的胎儿发育模式导致 FGR。均称型 FGR 继发于遗传疾病，但胎儿非整倍体或早期胎儿感染可导致超声检查显示 HC/AC 比值正常的均称型 FGR。均称型 FGR 较非均称型 FGR 少见，且胎儿预后多为保守，这与病因有关。如果 FGR 是由于早期胎儿损伤引起的，产前胎儿生长监测和监护不太可能改善预后。

表 5–1 胎儿生长受限的类型

均称型胎儿生长受限	非均称型胎儿生长受限
胎儿均匀的小	头围比腹围大
正常的头围 / 腹围	头围 / 腹围的比值升高
病因学：基因疾病或导致不良预后的感染	慢性的胎盘功能不良
包括先天性小的胎儿	预后较好

*. 译者注：文中采用的是 intrauterine growth restriction，直译为宫内生长受限，现国内诊断采用胎儿生长受限，故本文中均译为胎儿生长受限（fetal growth restriction，FGR）。

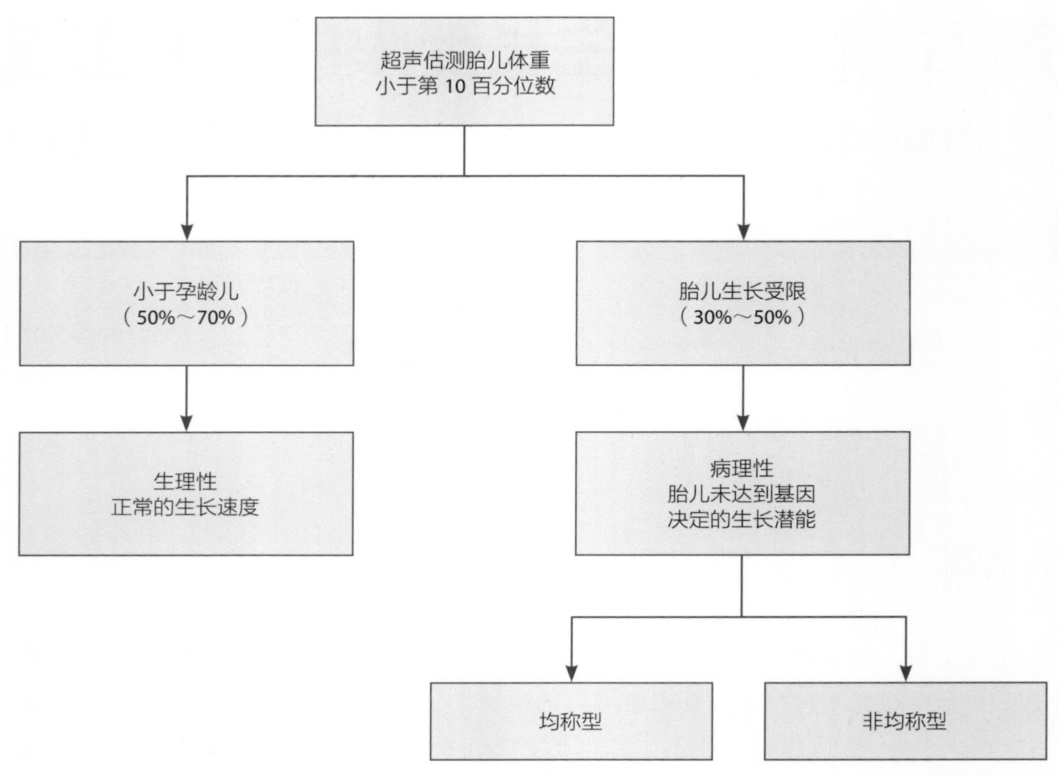

▲ 图 5-1 胎儿生长受限的分类

先天性小和非病理因素的 SGA 都是均匀的小（表 5-1）。重要的是要区分先天性（生理性）小胎儿和病理的 FGR 胎儿，以避免非病理的 SGA 胎儿因早产而引起的母体和胎儿并发症。找到 FGR 可治疗的病因是一项临床挑战，通过对这类患者进行及时诊断、妊娠监测和制订准确的分娩计划可改善预后。对于既往有 FGR 病史的女性，需要从孕前阶段对 FGR 的类型、病因及预防和复发的可能性进行严格仔细地评估。

二、病因学

已经发现有多种病因与 FGR 有关，如孕妇合并慢性疾病、胎儿异常和胎盘异常等都与 FGR 的发病机制有关 [3]。任何导致胎盘交换能力下降的母体慢性疾病和（或）胎盘血管受累都可引起 FGR。接触环境中的有毒物质，包括过度吸烟和导致母体携氧能力下降的药物滥用，是造成 FGR 的罕见原因（表 5-2）。

三、筛查方法

筛查包括对有胎儿生长受限潜在风险的孕妇进行仔细评估 [4]。需要对个人史、疾病史和孕产史进行详细复习，以筛选对当前妊娠结局具有预测作用的危险因素。还需要关注妊娠相关的血浆蛋白 A（plasma-associated placental protein-A，PAPP-A，小于中位数的 0.04 倍）等生化指标是否降低，从而进一步判断 FGR 发生的可能性。PAPP-A 是用于评估妊娠早期非整倍体风险的常规两联筛查的指标之一。既往 FGR 病史是此次妊娠中需要进一步评估的主要危险因素之一（表 5-3 和表 5-4）。

表 5-2　胎儿生长受限的病理因素

母体因素	胎儿因素	胎盘因素
• 血压异常 • 孕前糖尿病 • 肾脏疾病 • 自身免疫疾病 • 多胎妊娠 • 暴露于致畸物 • 抗磷脂抗体阳性 • 药物滥用 • 感染性疾病	• 染色体异常 • 结构畸形 • 多胎妊娠	• 胎盘早剥 • 胎盘梗死 • 轮廓状胎盘 • 胎盘血管瘤 • 脐带插入异常 • 单脐动脉

引自 American College of Obstetricians and Gynecologists. *Obstet Gynecol*. 2013;121: 1122–33.

表 5-3　此次妊娠和既往妊娠中的高危因素

高风险因素（OR ＞ 2）	低风险因素（OR=1 ～ 2）
• 母体年龄超过 40 岁 • 吸烟，超过 11 支 / 日 • 可卡因滥用 • 既往胎儿生长受限病史 • 死胎病史 • 母亲 / 父亲为小于孕龄儿 • 慢性高血压 • 糖尿病血管病变 • 慢性肾脏疾病 • 抗凝脂抗体综合征	• 母体年龄超过 35 岁 • 初产妇 • 吸烟，少于 10 支 / 日 • 辅助生殖技术受孕 • 孕期水果摄入少 • 子痫前期病史 • 妊娠间隔少于 6 个月或超过 60 个月

引自 Royal College of Obstetricians and Gynecologists. *The Investigation and Management of the Small for Gestational Age Fetus. Green-top Guideline No. 31*, 2nd ed. London, UK: Royal College of Obstetricians and Gynecologists; 2013.

表 5-4　此次妊娠高危因素

高风险因素（OR ＞ 2）	低风险因素（OR=1～2）
• 先兆流产 • 胎儿筛查提示肠管回声异常 • 子痫前期 • 有严重表现的妊娠期高血压 • 产前出血（不明原因） • 不恰当母体体重增长 • 母体感染（如结核、梅毒、疟疾等） • 妊娠相关的血浆蛋白 A 低于 0.4 中位数的倍数（multiple of medians, MoM）	• 轻度子痫前期 • 胎盘早剥 • 孕晚期咖啡因摄入大于 300mg/d

引自 Royal College of Obstetricians and Gynecologists. *The Investigation and Management of the Small for Gestational Age Fetus. Green-top Guideline No. 31*, 2nd ed. London, UK: Royal College of Obstetricians and Gynecologists; 2013.

在诊断 FGR 和详细评估之前，确定准确胎龄是最重要的。既往有 SGA 新生儿病史的女性需要详细的产科病史来评估 FGR 类型和原因，包括复习所有的产前记录和分娩细节。对新生儿的出生体重、外观、明显的先天性畸形和随后的体重增加都需要进行详细评估。孕妇在妊娠前需要对过去或现在的高血压、糖尿病、药物滥用、抗磷脂抗体综合征、不良饮食习惯及肺结核、梅毒和疟疾等慢性感染进行评估。有慢性高血压或子痫前期病史的女性应给予阿司匹林，以预防子痫前期复发和继发 FGR。有 FGR 病史的孕妇复发的风险高（OR ＞ 2），因此需要在妊娠 26～28 周对胎儿生长和脐动脉多普勒血流进行监测，作为此次妊娠是否出现 FGR 的筛查方法。

（一）测量宫高

测量宫高是一种很好地用于评估 24～26 周之后是否出现 FGR 的筛查工具。如果与孕周有超过 3cm 的差异，表明可能生长受限，需要进一步评估 [5]。对于体重指数大于 35、有大肌瘤、羊水过多和多胎妊娠的女性，仅测量宫高是不准确的，建议使用超声对胎儿大小进行连续评估。

（二）子宫动脉多普勒在筛查 FGR 中的作用

如果存在 3 个及以上导致 FGR 的低风险因素存在，推荐进行子宫动脉多普勒检测（图 5–2）[4]。随着孕龄的增加，螺旋动脉通过滋养细胞侵袭重塑，子宫动脉舒张期血流会有所减少。这导致在妊娠 18～22 周舒张压切迹的消失。如果子宫动脉多普勒搏动指数（PI）大于第 95 百分位或出现了切迹，提示子宫胎盘功能不全（图 5–3A 至 C）。

如果子宫动脉存在异常血流，需要在妊娠 26～28 周后进行脐动脉多普勒检查。在存在 FGR 高风险因素的孕妇中，如既往有 FGR 的病史，没有研究证明测量子宫动脉有用，但是一旦胎儿有存活的希望，就需要进行连续的生长监测和产前胎儿监护。

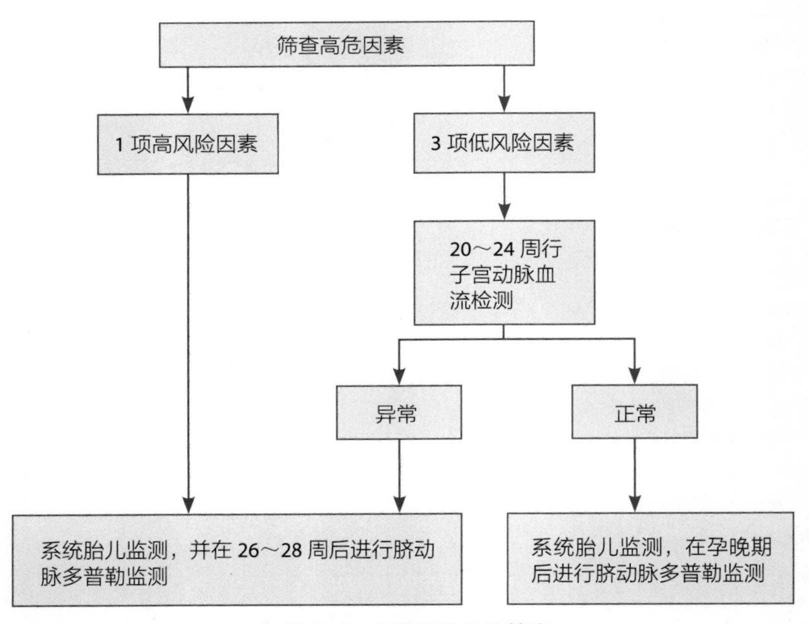

▲ 图 5–2　小于孕龄儿的筛查

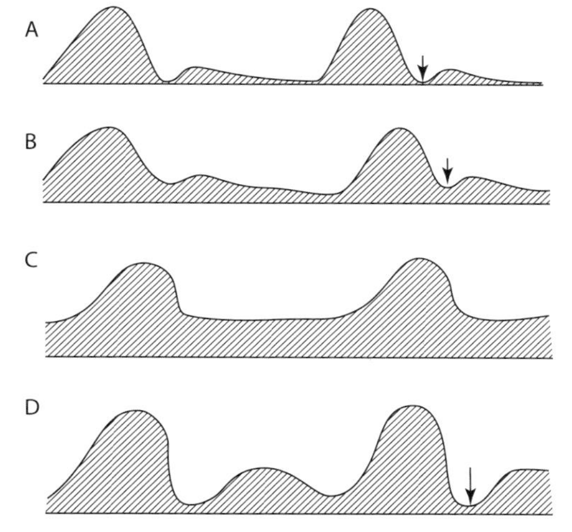

▲ 图 5-3　子宫动脉多普勒血流

A. 孕早期正常血流；B. 中孕早期和孕晚期正常血流；C. 孕晚期正常血流；D. 24 周后子痫前期患者的血流

四、检查

表 5-5 总结了对 FGR 胎儿检查的建议。如果有 FGR 病史，此次妊娠不应错过以 PAPP-A 作为生化标记的非整倍体风险血清学筛查，以排除此次妊娠中 FGR 的内在胎儿原因。需为 FGR 的孕妇提供详细的产科Ⅱ级超声结构筛查和胎儿超声心动图，出现胎儿结构异常时提供染色体核型分析，以及进行先天性巨细胞病毒、弓形虫病、梅毒和疟疾感染的血清学筛查，尤其是出现早发型严重的 FGR 时。无结构异常的早发型严重 FGR 中，非整倍体的发生率可高达 20%[4]。其他母体相关疾病和导致 FGR 的相关因素都需要进行检查。例如，患有慢性疾病的 FGR 的女性还应进行一系列与疾病进展或稳定性有关的检查，以了解 FGR 的进一步病程或预后。

表 5-5　检　查

- 18～20 周进行仔细的结构筛查
- 对严重的宫内生长受限胎儿，尤其是子宫动脉血流和羊水量正常时，进行核型检查
- 对巨细胞病毒、弓形虫等检查进行血清学筛查
- 对高风险的孕妇进行梅毒和疟疾的检测

引自 Royal College of Obstetricians and Gynecologists. *The Investigation and Management of the Small for Gestational Age Fetus. Green-top Guideline No. 31*, 2nd ed. London, UK: Royal College of Obstetricians and Gynecologists; 2013.

五、胎儿生长受限的诊断

（一）胎儿大小的超声测量

推荐孕 26 周后采用多种测量指标评估目标胎儿大小。包括对头部、腹部和股骨的联合测量来评估胎儿生长速度，并使用定制的胎儿体重生长曲线来预测是否存在胎儿生长受限。定制的图表用于不同的种族、民族、身高、体重和产次。胎儿体重低于参考值的第 3 百分位数表示存在严重的生长受限，与产科不良妊娠结局有关。然而，在低风险人群中，使用常规胎儿生物测定并不能改善围产期结局。

（二）羊水量的测量

大约 10% 的羊水过少与胎儿生长受限有关 [6]，可能是慢性缺氧和胎儿肾灌注减少所致。在怀疑生长受限、羊水过少的情况下，必须测量羊水指数，进一步支持 FGR 的诊断 [7]。测量单一象限最大深度（SDVP）是否超过 2cm 比测量羊水指数（AFI）更具有特异性。根据最近的文献，引产指征以 AFI ≥ 5cm 者较以 SDVP ≥ 2cm 者多，然而，围产期结局并未改善 [4]。

六、胎儿生长受限的管理

（一）胎心监护的作用

胎心变异是胎心监护（cardiotocography, CTG）中预测 FGR 胎儿健康状况最有用的参数。小于 3ms 的短期变异性是一个预测胎儿存在酸中毒的稳定的指标，如果出现这种情况应考虑在 24h 内分娩[8]。计算机 CTG（cCTG）与传统 CTG 相比，更客观且特异性更高，同时观察者间和观察者自身差异较少[9]。

（二）生物物理评分

生物物理评分（biophysical profile，BPP）包括五个胎儿参数：胎儿呼吸运动、肌张力、胎动、羊水指数和CTG，每项分别为2分，正常胎儿的总分为10/10分。BPP结果正常的假阴性率很低（0），预测 7 天内的围产期死亡率的假阴性率也很低（0.2%）。然而，在极早和严重的 FGR（< 1kg）中，BPP 有很高的假阴性率（11%），因此不建议作为常规监护方法[4]。

（三）多普勒血流的作用

多普勒血流常与无应激试验（non-stresstest，NST）和 BPP 一同用于 FGR 胎儿的管理。多普勒对胎儿脐动脉、脐静脉、大脑中动脉、静脉导管（ductus venosus，DV）等多种血管进行血流检测，可以预测与舒张末期血流缺失或舒张末期血流反向（absent or reversed end diastolic flow，AREDF）的 FGR 胎儿的围产期发病率和死亡率，有助于决定终止妊娠的时机。

多普勒血流相关测量值如下。

- S/D 值：最大收缩峰值 / 舒张末期血流流速的比值。
- （S–D）/S：阻力指数（resistance index，RI）。
- （S–D）/ 平均流速：搏动指数（pulsatility index，PI）。

（四）脐动脉多普勒血流

脐动脉多普勒应作为 FGR 胎儿的主要监测工具。妊娠 24 周后，如果出现 FGR 风险较高或筛查时子宫动脉多普勒检查不正常，则建议使用脐动脉多普勒检查[4, 7]。随着妊娠进展，脐动脉的正常 S/D 值从 3.6 下降到 2.5（图 5–4A）。胎盘功能不全的 FGR 胎儿可能出现脐动脉搏动指数升高 [即脐动脉内的 PI 大于同胎龄的两个标准差（图 5–4B）]，进一步恶化会出现舒张末期血流缺失（AEDF）（图 5–4C）和舒张末期血流反向（REDF）（图 5–4D）。与 CTG 相比，脐动脉多普勒与因胎儿窘迫行引产或剖宫产的相关性更小[10]。

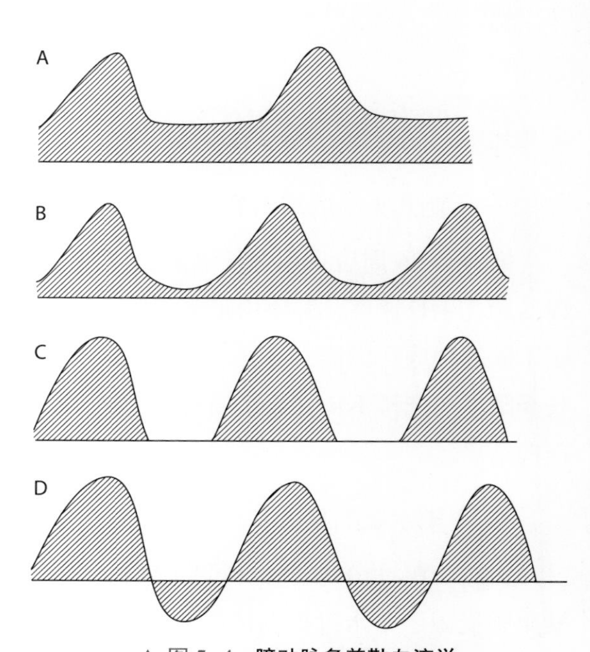

▲ 图 5–4　脐动脉多普勒血流学

A. 正常多普勒血流频谱；B. 高的搏动指数；C. 舒张末期血流消失；D. 舒张末期血流反向

（五）大脑中动脉多普勒血流

大脑中动脉（middle cerebral artey，MCA）多普勒变化背后的生理基础是在胎盘功能不全的情况下，优先保证大脑等重要器官的血供，这一现象被称为“脑保护效应”。它在评估胎儿心血管情况、贫血和缺氧方面具有重要意义。PI 低于第 5 百分位数提示 FGR 胎儿酸中毒。当 FGR 妊娠 32 周后，MCA 多普勒血流有助于预测分娩时机，特别是当脐动脉多普勒正常时。在一项 210 例脐动脉多普勒正常的足月胎儿进行的前瞻性研究中，新生儿脐动脉血气的 pH 和碱剩余降低证实了 MCA-PI 小于第 5 百分位数可预测胎儿窘迫和新生儿酸中毒 [11]。

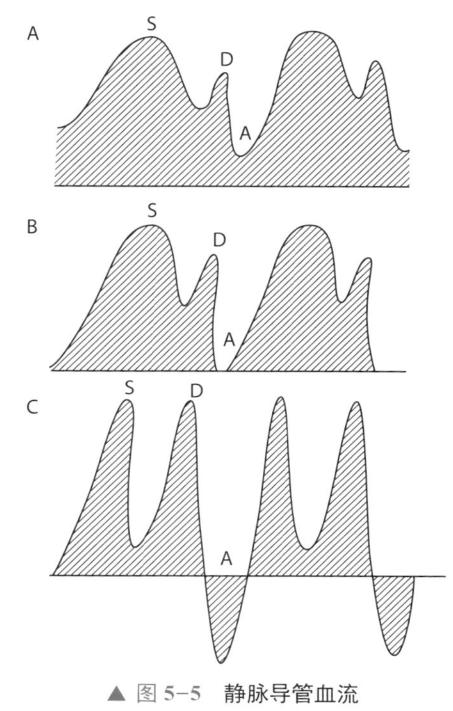

▲ 图 5-5　静脉导管血流
A. 正常；B. A 波缺失；C. A 波反向

（六）静脉导管和脐静脉多普勒血流

对于脐动脉多普勒异常的 FGR 胎儿，应采用 DV 多普勒监测。这种监测对于决定分娩时间非常重要。正常的 DV 波形包括心室收缩、舒张早期和心房收缩三个峰值（图 5-5A）。DV 中 A 波的消失（图 5-5B）或反向（图 5-5C）提示胎儿缺氧，建议分娩。脐静脉搏动提示胎儿心脏衰竭，建议紧急分娩。对于脐动脉多普勒正常的 FGR 胎儿，应每隔 2 周进行胎儿监测，对于脐动脉 PI 异常的胎儿，推荐每周进行 2 次监测，而 AREDF 的胎儿推荐每天进行监测 [4]。

七、此次或既往出现胎儿生长受限的女性管理

生长受限胎儿的管理（图 5-6 和图 5-7）依赖于明确的诊断、胎儿的状况和相关的孕产妇因素。FGR 的筛查应在孕前咨询或第一次产前检查时开始，并在 20 周左右重新评估。如果上次导致 FGR 的病因可能与可复发性慢性疾病有关，如高血压、糖尿病、肾脏疾病和自身免疫性疾病，则应该在计划下一次妊娠前将这些疾病控制平稳。改变饮食和生活方式的建议也应该是孕前咨询的一部分。在确定 SGA 胎儿的诊断之前，反复确认孕周并排除先天性的小体重胎儿是很重要的。在妊娠 11～13 周进行二联血清学筛查除外非整倍体，并进行胎儿 NT 和鼻骨的检查，以及进行Ⅱ级超声筛查和胎儿 CTG 除外明显的结构畸形。除了对 FGR 的胎儿进行监护外，还需要对孕妇的合并症进行评估，如子痫前期、慢性高血压、肾脏疾病和自身免疫性疾病，并对相关疾病进行对应的处理。既往有 FGR 病史的女性在此次妊娠中需要每隔 2～3 周对胎儿进行生长监测，并在胎儿可存活后利用 BPP 和脐动脉多普勒作为 FGR 的筛查方法。一旦此次妊娠诊断为 FGR，有很多方法可用于胎儿的监测，所有的方法都是为了在胎儿多器官功能障碍和胎儿死亡之前发现酸中毒，包括 BPP、胎儿 CTG 和脐动脉、大脑中动脉、脐静脉和静脉导管多普勒血流等。如果脐动脉血流正常，同时胎儿生长和 BPP 等一系列检查均正常，可 37～38 周终止妊娠，期间每 2～3 周进行 1 次胎儿生长监测、

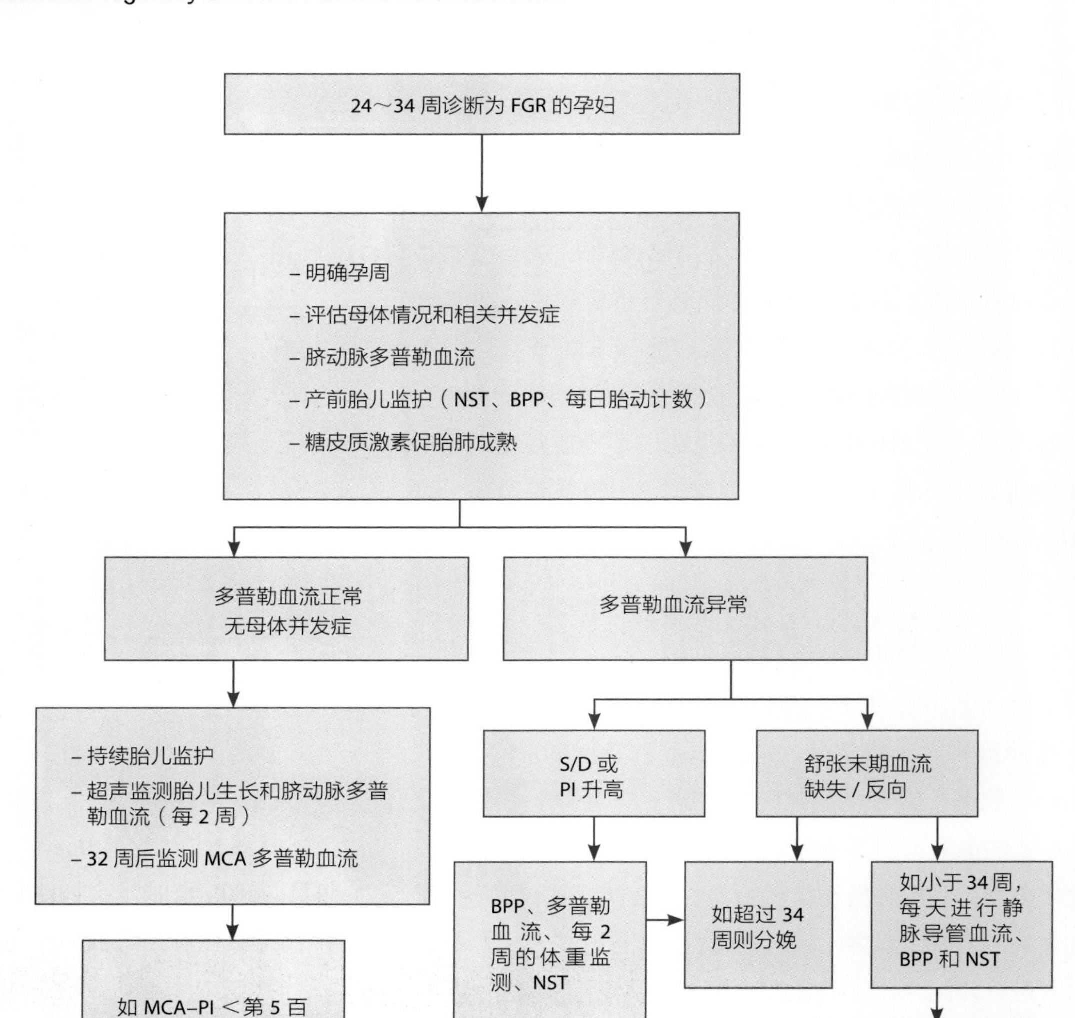

▲ 图 5-6　小于 34 周的胎儿生长受限管理流程

NST. 无应激试验；BPP. 生物物理评分；S/D. 最大收缩峰值 / 舒张末期血流流速的比值；MCA. 大脑中动脉

每周进行 1 次 BPP。如果脐动脉多普勒检查的 PI 较高，应从妊娠 32 周开始进行 MCA 多普勒检查，每 2 周进行 1 次 BPP。

如果 MCA 血流和 BPP 正常，可至妊娠 37～38 周终止。如果 MCA 多普勒 PI 小于第 5 百分位数，或在 34 周后胎儿生长停滞 3 周，建议在妊娠 37 周时分娩。AEDF/REDF 的胎儿需要在妊娠 32～34 周终止妊娠。如果在妊娠 32～34 周之前发生 AEDF/REDF，则需要每天进行 BPP 和 DV 血流学监测来决定分娩时间。静脉导管 A 波缺失或反向预示胎儿酸中毒，建议终止妊娠。如果计划在妊娠 34 周或之前分娩，或者在妊娠 39 周之前考虑进行选择性剖宫产，应给予类固醇激素促胎肺成熟 [4, 12]。如果在妊娠 32 周前计划分娩，建议使用硫酸镁来保护神经和减少新生儿脑瘫的发生率。

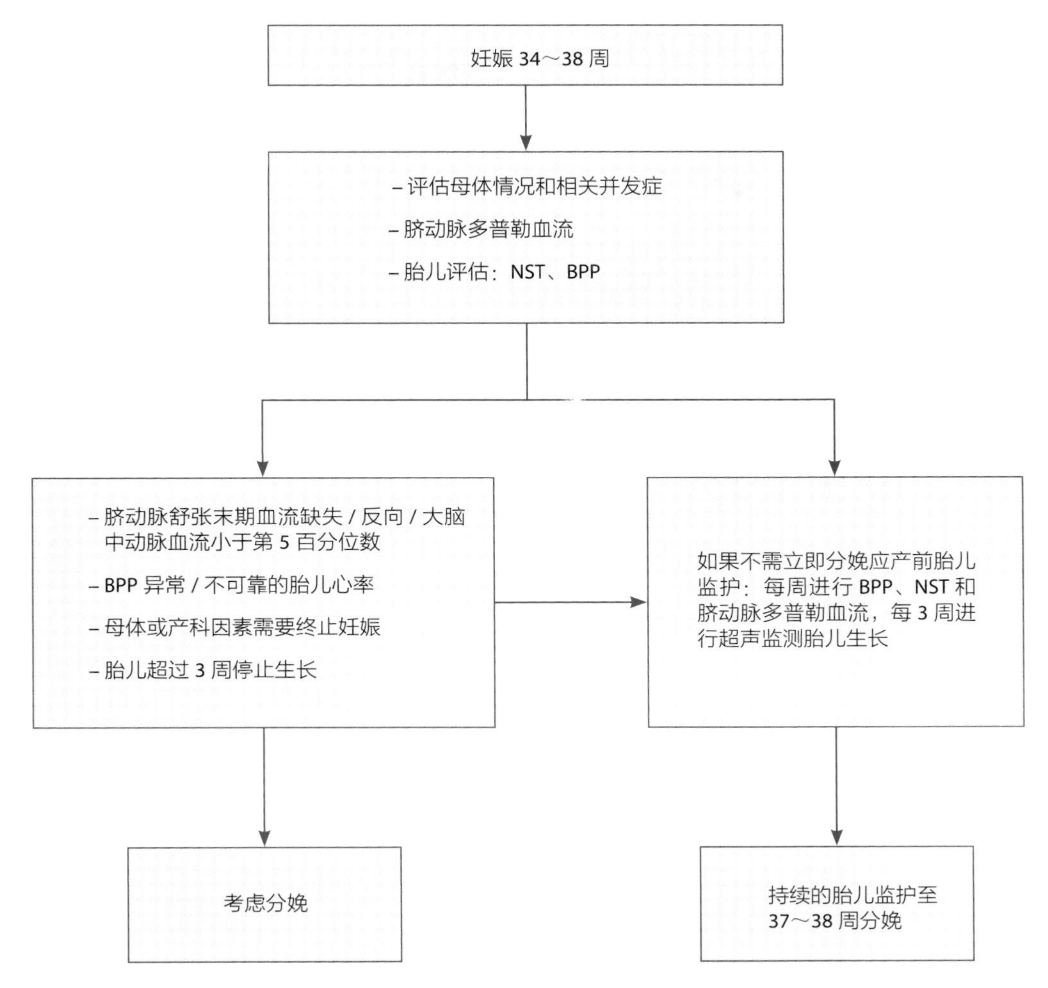

▲ 图 5–7　妊娠超过 34 周的胎儿生长受限管理流程

八、分娩方式

对于出现 AREDF 的 FGR 胎儿，建议剖宫产。胎儿脐动脉多普勒存在异常时，进行引产可能导致紧急剖宫产的风险增高。一旦临产，建议持续胎儿 CTG。基于计算机分析的 CTG 可计算短变异而更好地预测胎儿窘迫或持续的缺氧 [4]。

九、胎儿生长受限相关并发症

已发现多种并发症与 FGR 有关（表 5–6），包括后期出现糖尿病和动脉粥样硬化等，这与 FGR 存在代谢紊乱有关，这个理论被称为“Barker 假说” [13]。

十、预防

如果能确定可改变的风险因素，并且在妊娠前采取适当措施，就有可能预防生长受限，如优化

表 5-6 胎儿宫内生长受限相关的并发症

胎 儿	新生儿	成 年
• 死产率增加 • 分娩窒息 • 早产	• 新生儿胎粪吸入综合征 • 新生儿低血糖 • 低体温 • 高胆红素血症 • 脑室内出血 • 坏死性小肠结肠炎 • 癫痫 • 脓毒血症 • 呼吸窘迫综合征 • 新生儿死亡	• 高血压 • 2 型糖尿病 • 动脉粥样硬化

引自 McIntire DD et al. *N Engl J Med*. 1999;340:1234–8.

母体健康和营养、避免使用导致 FGR 的药物、戒烟和减少咖啡因的摄入。如果孕妇是子痫前期 [4] 的高危人群，建议在妊娠 16 周前用小剂量阿司匹林预防 FGR。不建议服用复合维生素、钙补充剂、黄体酮、卧床休息或改变饮食。

FGR 是一种重要的产科疾病，以预防为主。对高危人群的细致筛查、早期的正确诊断、仔细的监测是其管理的基础。在大多数病例中，病因仍然不清楚，需要监测。早期和仔细的监护及适时的分娩可以降低围产期的发病率和死亡率。正确地使用现代胎儿和产妇多普勒监测、BPP、基于计算机的 CTG 已经改变了 FGR 管理的模式。

参 考 文 献

[1] Chang TC, Robson SC, Boys RJ, Spencer JA. Prediction of the small for gestational age infant: Which ultrasonic measurement is best? *Obstet Gynecol*. 1992;80:1030–8.
[2] Alberry M, Soothill P. Management of fetal growth restriction. *Arch Dic Child Fetal Neonatal Ed*. 2007;92:62–7.
[3] American College of Obstetricians and Gynecologists. ACOG Practice bulletin no. 134: Fetal growth restriction. *Obstet Gynecol*. 2013;121:1122–33.
[4] Royal College of Obstetricians and Gynecologists. *The Investigation and Management of the Small for Gestational Age Fetus. Green-top Guideline No. 31*, 2nd ed. London, UK: Royal College of Obstetricians and Gynecologists; 2013.
[5] Figueras F, Gardosi J. Intrauterine growth restriction: New concepts in antenatal surveillance, diagnosis, and management. *Am J Obstet Gynecol*. 2011;204(4):288.
[6] Chauhan SP, Taylor M, Sheilds D et al. Intrauterine growth restriction and oligohydramnios among high risk patients. *Am J Perinatol*. 2007;24(4):215.
[7] Lausman A, Kingdom J; Maternal Fetal Medicine Committee. Intrauterine growth restriction: Screening, diagnosis and management. *J Obstet Gynaecol Can*. 2013;35(8): 741–57.
[8] Serra V, Moulden M, Bellver J, Redman CW. The value of the short–term fetal heart rate variation for timing the delivery of the growth–retarded fetuses. *BJOG*. 2008;115:1101–7.
[9] Serra V, Bellver J, Moulden M, Redman CW. Computerized analysis of normal fetal heart rate pattern throughout gestation. *Ultrasound Obstet Gynecol*. 2009;34:74–9.
[10] Williams KP, Farquharson DF, Bebbington M et al. Screening for fetal wellbeing in a high risk pregnant population comparing the nonstress test with umbilical artery Doppler velocimetry: A randomized controlled clinical trial. *Am J Obstet Gynecol*. 2003;188: 1366–71.
[11] Cruz–Martinez R, Figueras F, Hernandez–Andrade E, Oros D, Gratecos E. Fetal brain Doppler to predict cesarean delivery for nonreassuring fetal status in term small–forgestational–age fetuses. *Obstet Gynecol*. 2011;117:618–26.
[12] Fetal growth disorders. Cunningham FG, Leveno KJ, Bloom SL et al. editors. *Williams Obstetrics*. 24th ed. New York, NY: McGraw–Hill; 2013. http://accessmedicine.mhmedical.com/content.aspx?bookid=1057§ionid=59789188.
[13] McIntire DD, Bloom SL, Casey BM, Leveno KJ. Birth weight in relation to morbidity and mortality among newborn infants. *N Engl J Med*. 1999;340:1234–8.

第6章　孕晚期和足月胎儿死亡的妊娠管理

Protocol for management of late second-trimester and term fetal death

Aruna Singh　Pradip Kumar Saha　著
刘燕燕　译

一、概述

死胎的定义是指胎儿从母体子宫完全娩出之前发生的死亡。目前国际上关于死胎的孕周及胎儿体重的临界值尚缺乏统一标准。

世界卫生组织（WHO）建议将死胎定义为孕周≥28周或体重≥1000g时发生的胎儿宫内死亡[1]。

美国妇产科医师协会（ACOG）将死胎定义为分娩没有生命迹象的胎儿，如没有呼吸、心跳和脐带搏动，ACOG建议将妊娠≥20周（如果已知胎龄）或胎儿体重≥350g（如果未知胎龄）时发生的死胎进行上报（350g的临界值是妊娠20周时胎儿体重的第50百分位数）[2]。

英国皇家妇产科学会（RCOG）编写的围产期死亡率监测报告（CEMACH）将死胎定义为"在妊娠24周后分娩的死胎"，宫内胎儿死亡（IUFD）是指子宫内发生的胎儿死亡[3]。

印度卫生和家庭福利部（MOHFW）将孕晚期死胎定义为体重≥1000g（或胎龄≥28周或身长≥35cm）的胎儿死亡[4]。

目前全球均没有关于死胎的一致定义。多年来，不同机构根据新生儿护理的可行性和各个国家的观点提出了适合各自情况的定义（表6-1）。

在全球范围内有关死胎的数据尚不一致，主要原因如下[5]。

- 胎儿出生体重与胎龄的差异。
- 胎儿死亡的胎龄与分娩时的胎龄不一致。
- 来自低收入国家的数据不完整，这些国家的分娩地点多数在家中或偏远地区。

美国国家卫生统计中心将死胎定义为妊娠20周后的胎儿丢失[早期死胎（20～27周），晚期死胎（28～36周），足月死胎（≥37周）][6]。数据显示，无任何并发症的孕妇出现死胎，大约50%发生在临产之前[7]。

在比较全球范围的晚期死胎率（妊娠≥28周）时，发现大约98%的晚期死胎发生在低收入国家。低收入国家的晚期死胎率（约21/1000）显著高于高收入国家（约3/1000），但是这一现象在过

表 6-1 死胎的定义

组 织	孕 周	出生体重	胎儿身长	附 注
英国皇家妇产科学会	≥ 24 周			
世界卫生组织	≥ 28 周	≥ 1000g	≥ 35cm	
疾病预防控制中心（CDC）	早期 20～27 周 晚期 28～36 周 足月＞ 37 周			
印度（MOHFW，2016 年版）	早期 20～28 周 晚期≥ 28 周	早期 500g 晚期 1000g	早期≥ 25cm 晚期≥ 35cm	
美国妇产科医师协会	≥ 20 周	≥ 350g	—	350g 临界值是妊娠 20 周时胎儿体重的第 50 百分位数

去 10 年出现逐渐下降的趋势，一项在低收入和中等收入国家进行的研究发现，2010—2016 年晚期死胎率下降了 3% [8]。

二、死胎的病因及危险因素

（一）产妇因素

1. 糖尿病

妊娠合并糖尿病的孕妇在妊娠足月后死胎的风险增加。一项来自美国的报道指出，糖尿病孕妇的足月死胎率是普通孕妇死胎率的 2 倍多 [9]。高血糖是发生糖尿病妊娠死胎的主要原因，另外，胎儿先天性异常、心脏缺陷、FGR 均是死胎的危险因素。

2. 高血压疾病

高血压疾病是死胎的常见原因，尤其在低收入国家发生率更高。胎盘功能不全和胎盘早剥是高血压孕妇胎儿死亡的主要原因。

3. 妊娠期肝内胆汁淤积症

妊娠期肝内胆汁淤积症（ICP）通常发生在妊娠晚期，导致死胎的发生率不到 5%。

4. FGR

胎儿生长受限与死胎风险增加相关，尤其是在体重低于第 2.5 百分位数的情况下。体重低于第 10 百分位数的累积死胎风险约为 1.5%，体重越低死胎风险越高 [10]。

5. 胎盘早剥

胎盘早剥占所有死胎病例的 10%～20% [11]。当早剥部位位于胎盘中央或早剥面积大于 50% 时，死胎风险最高。当早产伴有胎盘早剥时死胎更易发生。

6. 胎母输血综合征

继发于胎母输血综合征的胎儿严重贫血可能会导致死胎。

7. 吸烟

Meta 分析发现，主动吸烟的母亲与死胎风险增加相关[12]。

8. 子宫结构异常

如单角子宫，可引起因宫颈发育不全引起的早产。

9. 异体血小板免疫

合并严重的胎儿异体血小板减少症可因颅内出血而胎死宫内。

（二）不明原因

对全球死胎分类系统的审查发现，不明原因死胎发生率的百分比跨度很大，分别为 0.39%（Nordic–Baltic 分类）至 46%（Keeling 分类）[13]。

（三）胎儿因素

1. 感染

约 19% 的＜ 28 周死胎和 2% 的足月死胎是由感染造成的。通常引起死胎的病原体包括细小病毒、巨细胞病毒（CMV）、梅毒和单细胞李斯特菌。在发展中国家，疟疾是死胎的常见原因。在高收入国家，10%～25% 的死胎原因是感染[7]，感染可通过影响胎儿、母体或胎盘导致死胎。

在高收入国家，大多数与感染有关的死胎发生在胎膜早破之后。下生殖道感染伴上行性播散是常见的感染途径。病毒、球菌、真菌、原虫和螺旋菌都是可能引起经胎盘感染的病原体，其中巨细胞病毒和细小病毒是最常见的引起胎盘血行性感染的病原体[14]。

在确定感染为死胎的原因前应进行组织学确认，但由于缺乏适当的诊断标准，因此很难确定感染是死胎的原因。另外，被感染的胎儿可能无法产生免疫反应，所以可能找不到任何胎儿感染的证据。

2. 遗传 / 先天性异常

8%～13% 的死胎存在染色体核型异常，结构异常的胎儿比例更高。腹壁和神经管缺损、致死性骨发育不全、羊膜带综合征等与死胎相关。

统计发现，死胎率最高的孤立畸形依次是头畸形(51%)、脑膨出(15%)、前脑无裂畸形(12%)、脑积水（9%）、左心或右心发育不良（9%）、单心室（9%）、脊柱裂（6%）、腹裂或脐膨出（6%）、总动脉干（4%）和膈疝（3%）[15]。

3. 脐带

研究发现，脐带绕颈、脐带结或其他异常的脐带事件占胎儿死亡的 10%，尽管脐带异常很常见（15%～34% 的足月妊娠）[16]，但很少导致胎儿死亡。

三、死胎预测

- 种族因素。
- 孕妇合并内外科疾病。
- 初产妇。

- 抽烟。
- 肥胖症。
- 高龄孕妇。
- 多胎妊娠。
- 死胎史。
- 小于胎龄儿或胎盘早剥史。
- 社会问题（未婚、亲密伴侣暴力史）。
- 娱乐性药物使用。
- 通过辅助生殖技术受孕。
- 母亲睡眠呼吸障碍。

四、死胎诊断

超声是诊断死胎的重要检查。

五、孕晚期死胎的检查

（一）调查目的

- 评估孕产妇的健康状况。
- 确定死胎原因。
- 确定复发风险并评估预防措施。
- 提供充分的病因咨询。

（二）晚期 IUFD 女性检查建议

• 血液生化：进行菌血症、败血症或多器官功能障碍综合征（MODS）的相关检查，每周进行 2 次 DIC 检测。

• 凝血和血浆纤维蛋白原：败血症、子痫前期和胎盘早剥增加 DIC 的发病概率。

• 产妇血糖和糖化血红蛋白。

• 甲状腺功能。

• Kleihauer–Betke 试验（胎儿外周血红细胞涂片检查）：胎儿出血是死胎原因之一。这项检查应在出生前进行，并应推荐给所有女性。

• 胆汁酸：排除妊娠期肝内胆汁淤积症检查。

• 特殊情况下的检查：①孕产妇病毒筛查，梅毒、热带病毒感染检查；②孕妇易栓症筛查；③夫妻双方染色体核型分析；④胎儿和胎盘组织核型 / 微生物学。

• 染色体微阵列（CMA）：常用于死胎的检测，特别是当需要染色体分析，但 G 显带由于细胞培养失败而无法实现时，在不合并解剖异常的死胎中，约有 5% 胎儿存在染色体异常，在存在结构异常的情况下，这个数字会进一步增加到 35%～40%。在死胎的情况下，CMA 是进一步评估胎儿结构缺陷的首选。因此越来越多的临床医生提倡将 CMA 作为胎儿染色体分析的一线检测。

六、分娩

（一）分娩时间

给夫妻双方充足的时间接受死胎的发生，如孕妇没有严重医疗并发症的情况下，可等待他们做出分娩决定。

（二）期待治疗

适合阴道分娩和无医学并发症的孕妇应该鼓励等待自然分娩，大多数情况下胎儿死亡后 1～2 周临产。大部分死胎的女性在 3 周内会自然分娩。建议每周进行 2 次 DIC 测试。在胎儿死亡后的 1 个月内，DIC 发生率为 10%[17]。

（三）立即分娩

败血症、子痫前期、胎盘早剥、胎膜破裂或 DIC 等危及孕妇生命的情况下需要立即分娩。

七、分娩方式

- 阴道分娩：大多数孕妇可选择经阴道分娩。
- 剖宫产分娩：存在剖宫产指征时。

非瘢痕子宫的引产方法

推荐使用米非司酮和前列腺素制剂引产[18]。米索前列醇或催产素可作为替代方案。不推荐机械方法。

1. 18～26 孕周

米索前列醇每 6～12 小时给药 100μg，24h 给药不超过 4 次。如果第一次剂量没有引起有效宫缩，可将第二次剂量加倍，每日总剂量不超过 800μg。

2. ≥ 26 周

- 根据宫颈成熟度决定。
- 宫颈成熟，可使用米索前列醇或催产素。
- 宫颈未成熟，米索前列醇，间隔 4h 阴道给药 25～50μg，最多可给 6 次。

如果首次用药没有产生有效宫缩，随后的剂量可以增加 1 倍。每日最大剂量不超过 600μg。在最后一次米索前列醇给药 4h 后才可以开始催产素静脉滴注。

3. 其他用于中期妊娠的引产方法（24～28 孕周）

- 米索前列醇：100～200μg，阴道给药，间隔 4h。
- 米非司酮 + 米索前列醇：米索前列醇用药 24～48h 之后口服米非司酮 200mg 或 600mg。

催产素引产也可以作为替代方案，起始剂量为6mU/min，每45分钟增加6mU/min（不超过45mU/min），直到达到有效收缩。

八、特殊人群的引产方式

（一）剖宫产史

- 应告知患者阴道分娩的风险和益处，以及产时子宫破裂的风险（诱导分娩的发生风险高于自发分娩）。
- 安全性应由产科医生评估。
- 既往行古典式剖宫产术的女性子宫破裂的风险增加，建议剖宫取胎。

（二）一次子宫下段剖宫产史与妊娠中期死胎

- 米索前列醇＜200μg，每4小时阴道给药1次。
- 米非司酮可单独使用。

（三）一次子宫下段剖宫产史与妊娠晚期死胎

- 宫颈成熟：标准剂量的催产素。
- 宫颈不成熟：可采用机械法加催产素或米索前列醇。

（四）两次子宫下段剖宫产（或子宫未知瘢痕）史

- 与一次子宫下段剖宫产孕妇相比，使用前列腺素子宫破裂风险增高。
- 引产安全性未知。

（五）前置胎盘

- 妊娠早期前置胎盘，可尝试经阴道分娩。
- 对于超过24周和所有妊娠晚期的女性，剖宫产是一种更安全的选择。
- 不推荐常规预防性使用抗生素。
- 有脓毒症证据的女性，建议静脉使用广谱抗生素。
- 与血液学专家协商决定DIC患者的血栓预防。

九、死胎的预防策略

（一）基础预防措施[7, 19]

系统回顾提供了以下步骤来减轻世界范围内死胎的负担。

- 补充叶酸。
- 21三体综合征筛查。
- 超声波检查：①确认胎龄（6～8周）；②胎儿先天畸形（18～22周）；③评估胎儿生长、羊水量。

- 疟疾筛查和预防。
- 梅毒筛查和预防。
- 高血压的早期诊断和管理。
- 糖尿病的早期诊断和管理。
- FGR 的早期诊断和处理。
- 足月妊娠适时催产。
- 操作熟练的助产士。
- 产科急救设施。
- 产科急诊综合服务团队。

（二）产前胎儿监护

超声多普勒技术用于胎儿生长受限的监测。ACOG 建议在既往死胎的孕周前 1～2 周和 32～34 周开始产前胎儿筛查（图 6-1）[20, 21]。

（三）监测胎动

胎动减少的患者发生不良妊娠结局（包括死胎）的风险增加，大约 50% 的死胎之前的临床表

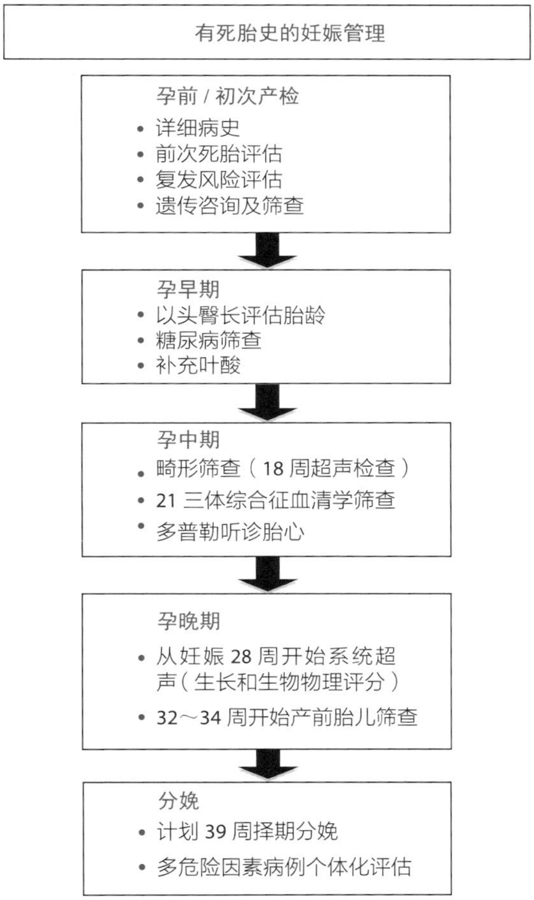

有死胎史的妊娠管理

孕前 / 初次产检
- 详细病史
- 前次死胎评估
- 复发风险评估
- 遗传咨询及筛查

孕早期
- 以头臀长评估胎龄
- 糖尿病筛查
- 补充叶酸

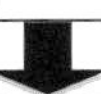

孕中期
- 畸形筛查（18 周超声检查）
- 21 三体综合征血清学筛查
- 多普勒听诊胎心

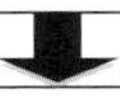

孕晚期
- 从妊娠 28 周开始系统超声（生长和生物物理评分）
- 32～34 周开始产前胎儿筛查

分娩
- 计划 39 周择期分娩
- 多危险因素病例个体化评估

▲ 图 6-1　既往死胎史的妊娠管理

现是胎动减少。

（四）分娩时间

专家共识指南建议，如果前次死胎原因不明，且当前妊娠无并发症，应避免在39周之前计划分娩（没有孕产妇或胎儿并发症，如子痫前期或FGR；没有死胎的任何危险因素，如高龄或肥胖）[20]。研究报道指出，死胎的风险在妊娠后期增加，特别是在38周后，因此建议孕39周有死胎病史者进行择期引产。

十、死胎的产后护理

（一）提议家属进行死胎解剖

向家属提议尸检时需考虑其情绪状态，家属有权决定是否进行尸检。医务人员要与夫妻建立和谐一致的关系，书面同意后再进行尸检[4]。

应向家属解释以下内容：尸检的价值、保留胎儿组织的相关问题、找不到死胎原因的可能性、尸检后婴儿的外貌、可能获得结果的时间及后续咨询的流程。

（二）核型和细胞遗传学分析

利用定量荧光聚合酶链反应（QF-PCR）或荧光原位杂交技术（FISH）进行快速核型分析可用于诊断。为了增加培养成功率，征得家长书面同意后，可从死胎多个组织中提取样本进行核型检查[4]。

（三）临床咨询

对患者应给予充足的情感支持，并就检测结果进行充分沟通[4]。国外建议将患者推荐给丧亲顾问、支持团体或男性健康专家来缓解悲痛。

（四）抑制泌乳

抑制泌乳对一些胎儿宫内死亡的女性具有重要的心理意义。常用药物是多巴胺激动药，如溴隐亭、卡麦角林等[4]。

（五）有关避孕的信息

所有女性都应接受避孕教育，了解死胎后避孕的重要性，避免心理创伤。

（六）随访

告知患者晚期死胎的原因和复发的风险。咨询有关戒烟、减肥事宜，建议延迟妊娠直到患者心理创伤恢复[4]。

十一、结论

- 死胎原因多样。

- 应进一步行临床病情评估和实验室检测，寻找死胎原因。
- 如孕妇选择期待自然临产，应每周检查 2 次血小板及凝血功能。
- 如孕妇为 RH 阴性血型，应在确诊后尽快给予抗 D 治疗。
- 应根据患者的身体状况决定是否继续进行期待分娩。
- 如胎儿尸检等待时间过长，准确性可能会降低。
- 大多数孕妇均可选择经阴道分娩。
- 有不明原因的死胎史，通常建议在 39 周时择期引产。

参考文献

[1] World Health Organization. World Health Organization; Geneva, Switzerland: 2006. Neonatal and perinatal mortality country, regional and global estimates Barfield W. Clinical reports—Standard terminology for fetal, infant, and perinatal deaths. *Pediatrics*. 2011;128.

[2] American College of Obstetricians and Gynecologists Management of Stillbirth. ACOG Practice Bulletin No. 102. *Obstet Gynecol*. 2009;113:748–61.

[3] Royal College of Obstetricians and Gynaecologists. *Greentop Guideline 55—Late Intrauterine Fetal Death and Stillbirth*. London, UK: Royal College of Obstetricians and Gynaecologists; 2010.

[4] Operational Guidelines for Establishing Sentinel Stillbirth Surveillance System, 2016 MOHFW, GOI.

[5] Hoyert DL, Gregory ECW. *Cause of Fetal Death: Data from the Fetal Death Report, 2014. National Vital Statistics Reports*; Vol. 65, No. 7. Hyattsville, MD: National Center for Health Statistics; 2016.

[6] Barfield WD, Committee on Fetus and Newborn. Standard terminology for fetal, infant, and perinatal deaths. *Pediatrics*. 2016;137.

[7] Saleem S, Tikmani SS, McClure EM et al. Trends and determinants of stillbirth in developing countries: Results from the Global Network's Population–Based Birth Registry. *Reprod Health*. 2018;15(Suppl 1):100.

[8] Aminu M, Bar–Zeev S, van den Broek N. Cause of and factors associated with stillbirth: A systematic review of classification systems. *Acta Obstet Gynecol Scand*. 2017; 96:519.

[9] Little SE, Zera CA, Clapp MA et al. A multistate analysis of early–term delivery trends and the association with term stillbirth. *Obstet Gynecol*. 2015;126:1138.

[10] Dugoff L, Hobbins JC, Malone FD et al. First–trimester maternal serum PAPP–A and free–β subunit human chorionic gonadotropin concentrations and nuchal translucency are associated with obstetric complications: A population–based screening study (the FASTER Trial). *Am J Obstet Gynecol*. 2004;191:1446.

[11] Fretts RC, Boyd ME, Usher RH, Usher HA. The changing pattern of fetal death, 1961–1988. *Obstet Gynecol*. 1992; 79:35.

[12] Pineles BL, Hsu S, Park E, Samet JM. Systematic review and meta–analyses of perinatal death and maternal exposure to tobacco smoke during pregnancy. *Am J Epidemiol*. 2016;184:87.

[13] Goldenberg RL, McClure EM, Saleem S, Reddy UM. Infection–related stillbirths. *Lancet*. 2010;375:1482.

[14] Gibbs RS. The origins of stillbirth: Infectious diseases. *Semin Perinatol*. 2002;26:75.

[15] Groen H, Bouman K, Pierini A et al. Stillbirth and neonatal mortality in pregnancies complicated by major congenital anomalies: Findings from a large European cohort. *Prenat Diagn*. 2017; 37:1100.

[16] Clapp JF 3rd, Stepanchak W, Hashimoto K et al. The natural history of antenatal nuchal cords. *Am J Obstet Gynecol*. 2003;189:488.

[17] Parasnis H, Raje B, Hinduja IN. Relevance of plasma fibrinogen estimation in obstetric complications. *J Postgrad Med*. 1992; 38:183–5.

[18] Wagaarachchi PT, Ashok PW, Narvekar NN, Smith NC, Templeton A. Medical management of late intrauterine death using a combination of mifepristone and misoprostol. *BJOG*. 2002;109:443–7.

[19] Lawn JE, Blencowe H, Pattinson R et al. Stillbirths: Where? When? Why? How to make the data count? *Lancet*. 2011;377:1448.

[20] Spong CY, Mercer BM, D'alton M et al. Timing of indicated late–preterm and earlyterm birth. *Obstet Gynecol*. 2011;118:323.

[21] ACOG Practice Bulletin No. 102: Management of stillbirth. *Obstet Gynecol*. 2009;113: 748. Reaffirmed 2019.

第 7 章　复发性妊娠期肝内胆汁淤积症的管理

Investigation and management of recurrent cholestasis of pregnancy

Sujata Siwatch　著
辛　星　译

一、概述

妊娠期肝内胆汁淤积症（intrahepatic cholestasis of pregnancy，ICP）长期以来一直被认为是一种罕见的死胎原因。目前世界卫生组织应用国际疾病分类（第 10 版）对死胎（ICD– 围产期死亡率，ICD–PM）进行分类时[1]，胎儿和母亲的医学状况（M_4）归为产前缺氧类别（A_3）。ICP 是一种妊娠相关的肝脏疾病[2]，主要发生于中晚孕阶段，孕早期发生 ICP 的病例也有所报道[3]。ICP 的主要临床特征表现为无皮疹性瘙痒，特别是在手掌和脚底，其症状晚上更为明显。分娩后临床症状消失及生化指标恢复正常。ICP 与胎儿不良结局有关，这对有不良孕产病史的女性有重要意义。我们需要在整个孕期关注胆汁酸水平。对有反复胆汁淤积伴黄疸和新生儿死亡病史的患者，也应该评估遗传性疾病，如进行性家族性肝内胆汁淤积症（progressive familial intrahepatic cholestasis，PFIC）[4]。这些女性在以后的生活中也容易患上各种肝胆、心血管和免疫介导的疾病。ICP 定义的标准、处理和分娩时间的推荐在文献中是有差异的。

二、发生率 / 复发率

ICP 发病率随种族和地区的不同而不同，这提示遗传、激素和环境因素在病因中具有一定的影响。据报道，美国的发病率为 1%，智利的发病率为 2.4%，阿拉卡诺斯印第安人的发病率为 5%[5]。居住在英国的印度裔亚洲人的发病率为 1.2%～1.5%[6]。据报道在后续妊娠中复发率达 45%～90%[6]。胆石症和丙型肝炎病毒血清阳性被美国妇产科医师学会和皇家妇产科医师学会认为是胆汁淤积症的两个高危因素[2]。胆汁淤积症存在导致死胎的风险，但这种风险相对较小。尽管存在病例选择和报道偏倚，澳大利亚一家中心报道了 1965—1974 年的发病率为 107/1000，而在 2001—2011 年发病率降至 5.7/1000[7]。

三、易感性

ICP 在智利、东南亚、南美和斯堪的纳维亚国家更为常见。确切的病因尚不清楚，而易感性在发病中扮演着重要的角色[8]。对含雌激素避孕药敏感的女性在妊娠期间容易患上 ICP。多胎妊娠与肝内胆汁淤积发生率高相关。据报道，ICP 严重程度在冬季有所增加。

遗传因素参与了 ICP 的发生发展。引起 ICP 的基因有很多，文献报道最多的是 ABCC 和 MDR3 基因，它们与胆盐和脂质的分泌和运输有关。临床所表现的遗传易感性范围从进行性家族性肝内胆汁淤积症到良性复发性肝内胆汁淤积症（benign recurrent intrahepatic cholestasis，BRIC）再到 ICP[4, 9]。

四、病理生理学

ICP 的临床特征是无任何皮损的瘙痒。牛磺胆酸和牛磺酸脱氧胆酸等血清胆盐水平升高[8]，它们沉积在皮肤表皮层而导致瘙痒。这一缺陷被认为是肝脏引起的胆盐分泌和运输功能丧失，最终导致血清胆盐升高。妊娠期间雌激素、黄体酮和皮质类固醇维持在高水平状态，这些激素通过抑制肝细胞的胆盐输出泵和削弱硫酸盐化作用而进一步加剧胆汁淤积[10]。

推测牛磺胆酸可能通过胎盘进入胎儿，引起胎儿心律失常，延长 PR 间期。一些动物研究也得出了同样的结论。一些作者还提出，暴露在胆盐增加的环境中会导致人体绒毛膜静脉突然收缩，可能会导致胎儿窘迫和胎儿死亡。

五、鉴别诊断

ICP 的诊断标准没有明确界定，属于排除性诊断。妊娠期女性中约有 23% 的孕妇会出现瘙痒，而妊娠期胆汁淤积症的患病率很低[11]，这需要排除其他皮肤病，如疥疮、类天疱疮、妊娠瘙痒、妊娠瘙痒性毛囊炎、糠孢子菌性毛囊炎、脓疱性毛囊炎、良性妊娠瘙痒、皮肤过敏和其他慢性疾病，尤其是皮肤损害，其皮肤上可能发现有划痕[12]。肝酶升高时需要考虑病毒性肝炎、胆石症、妊娠急性脂肪肝，甚至子痫前期。

六、母儿影响

尽管 ICP 很少影响母体，但它会增加胎儿和新生儿的发病率和死亡率，因此意义重大，特别是既往有流产史者。

ICP 可能因瘙痒引起产妇不适，这种瘙痒可能很轻微。严重的瘙痒影响夜间睡眠及生活质量的下降可能诱发自杀念头。皮肤结痂和继发感染也会引起孕妇痛苦不堪。由于脂肪吸收不良和脂肪泻引起的维生素 K 缺乏，被认为是 ICP 产后出血的易感因素[13]。

ICP 对胎儿的影响较大，主要与死产、早产、羊水粪染、胎儿窘迫和胎死宫内有关。在印度北部一家三级保健医院的一项观察性研究中发现有 15 例死产（2008—2017 年 3678 例死产总数的 0.4%）被归因于胆汁淤积[14]。此外，监测手段在预测这些不良后果发生的时间上并无帮助，并发症随着妊娠周数的增加而增加。

在 Ovadia 等最近发表的一项综述和 Meta 分析中，研究了 ICP 的不良围产期结局与生化标记物的关系[15]。ICP 与死产率相关，ICP 组和对照组的发生率分别为 0.91%（45/4936 例）和 0.32%（519/163 947 例），单胎妊娠中死产的 OR 为 1.46，尽管具有显著的研究异质性。

死产率与血清最大总胆汁酸浓度相关 [AUROC=0.83（95%CI 0.74～0.92）][15]。然而与丙氨酸转氨酶 [AUROC=0.46（95%CI 0.35～0.57）]、天冬氨酸转氨酶 [AUROC= 0.58（95%CI 0.33～0.83）] 及胆红素 [AUROC=0.79（95%CI 0.62～0.92）] 水平无明显相关性。血清胆汁酸水平分为三组进行研究，即＜ 40μmol/L、40～99μmol/L 和＞ 100μmol/L。结果表明，血清胆汁酸＞ 100μmol/L 组与血清胆汁酸水平低于 40μmol/L 组的孕妇相比，死产的风险显著增加，HR 达 30.5。而血清胆汁酸水平低于 40μmol/L 组的孕妇死产率与普通人群相当。幸运的是，大多数 ICP 患者的胆汁酸水平低于 40μmol/L。

医源性早产对早产的总发生率有显著影响，ICP 患者中自然早产和医源性早产的发生率均高于对照组。在 ICP 患者中尤其是血清胆汁酸水平＞ 100μmol/L 孕妇，自发性早产的发生率较高。OR 在自然早产组中为 3.47（95%CI 3.06～3.95），医源性早产组为 3.65（95%CI 1.94～6.85）[15]。大多数多胎妊娠的孕妇也会早产。

ICP 孕妇可能发生羊水胎粪污染 [OR=2.6（1.6～4.1）][15]。尽管 ICP 孕妇和健康对照组孕妇的新生儿出生体重相似，但是 ICP 孕妇的新生儿更大概率进入新生儿监护病房 [OR=2.12（1.48～3.03）]。Lee 等的研究提示总胆汁酸浓度每升高 10μmol/L，胎粪污染的风险增加 19.7%（P=0.001）[13]。可能因早期诱导、焦虑情绪和（或）胆汁淤积等原因导致剖宫产率有所增加（增加范围为 0～36%）[16]。

根据 Shan 和 Mei 等的研究表明，围产儿不良结局除了高水平胆汁酸之外，随着 ICP 发病时间的提前围产儿不良结局风险增加[17, 18]。

七、进行性家族性肝内胆汁淤积症

PFIC（进一步分为 1～5 型）、BRIC 和 ICP 是一系列遗传性肝病，可能在妊娠期出现胆汁淤积[4, 9]。ICP 是妊娠结局最好的一种类型。在妊娠期间呈现出自限性，且胎儿发病率和死亡率较低，尤其在具有良好的产科监护和管理的医院中。而 PFIC1 和 PFIC2 表现更为凶险，主要临床表现为新生儿黄疸，进展为肝硬化和肝衰竭。BRIC 呈间歇性的轻症表现，大多是非进行性的（表 7–1）[4]。考虑有遗传因素存在时，在遗传咨询后进行羊膜腔穿刺术行产前诊断[19]。这些罕见的遗传性胆汁淤积症呈常染色体隐性遗传。

表 7-1 PFIC、BRIC 和 ICP 的区别

	PFIC	BRIC	ICP
类型	PFIC 1～5	BRIC 1、BRIC 2	ICP 1～3
基因突变	ATP8B1 缺乏症，ABCBC11、ABCB4、MDR3、TJP2	ATP8B1、ABCB11	ABCB4、ABCB11、ATP8B1
发病	多样，从婴儿期到成年期	通常在 10 年之后	中孕到晚孕
病程	永久性的，一般是渐进的	间歇性（数周至数月）	妊娠期一过性胆汁淤积产后消退
管理	熊去氧胆酸、利福平，胆碱胺、外科如胆道分流术、肝移植	利福平、胆碱胺、鼻胆引流、血浆置换	熊去氧胆酸可以缓解瘙痒、产前 / 产中监测、37 周后终止妊娠
不良后果	肝硬化、癌症如肝细胞癌或胆管癌	—	死产、胎儿窘迫、羊水胎粪污染

八、研究进展

ICP 的发病机制与胆盐特别是牛磺胆酸盐和牛磺酸脱氧胆酸盐有关。根据美国胃肠病学会、欧洲肝脏研究协会和母胎医学会的研究，空腹胆汁酸水平超过 10μ/dl 被认为是诊断妊娠胆汁淤积症和妊娠后持续瘙痒的临界值[20-23]。胆汁酸水平在摄入食物后升高，因此通过空腹水平诊断妊娠胆汁淤积症可能会导致一些患者被漏诊。临床上通常使用随机胆汁酸水平[16]。胆盐水平正常并不能排除 ICP 的诊断。胆红素可能会升高，但通常水平较低（低于 5mg/dl），多在瘙痒后数周增高。转氨酶的增高在疾病发展过程中同样可以看到，需考虑妊娠特有的肝功能检测临界值。妊娠期间转氨酶、胆红素和 γ- 谷氨酰基转移酶的正常临界值应该比未妊娠的临界值低 20%[16]。

诊断 ICP 需要排除其他导致胆汁淤积的原因，包括药物摄入、胆石症、自身免疫性疾病和病毒性肝炎[8]。因此需要对肝脏和胆囊进行超声检查和病毒标志物检测。子痫前期和妊娠急性脂肪肝可能出现转氨酶升高，诊断 ICP 时需要排除这两种疾病。疥疮等皮肤病可引起皮肤瘙痒，与 ICP 具有相似的症状，应请皮肤科会诊并排除皮肤病。

ICP 与妊娠期糖尿病和子痫前期的高患病率相关[24]。因此，ICP 孕妇必须接受妊娠期糖尿病的评估监测，还应该做凝血筛查，因为脂肪泻可能会导致维生素 K 吸收不足，而维生素 K 是凝血因子形成所必需的。

九、管理

既往有妊娠胆汁淤积史的女性，应对妊娠期胆汁淤积的复发及其对母亲和胎儿的潜在影响进行咨询，以便对出现相关的症状而保持警惕。在诊断为 ICP 后，治疗包括减轻孕产妇瘙痒症状，以及预防胎儿 / 新生儿的不良事件的发生（图 7-1）。有家族史或新生儿死亡史并伴有黄疸、瘙痒、肝脾肿大的女性，特别是有血缘关系和妊娠胆汁淤积史的女性，可考虑进行产前诊断。双亲的 DNA 分析可能显示杂合突变。非侵入性产前检测的作用有限。羊膜腔穿刺术和 DNA 分析有助于 PFIC 的宫

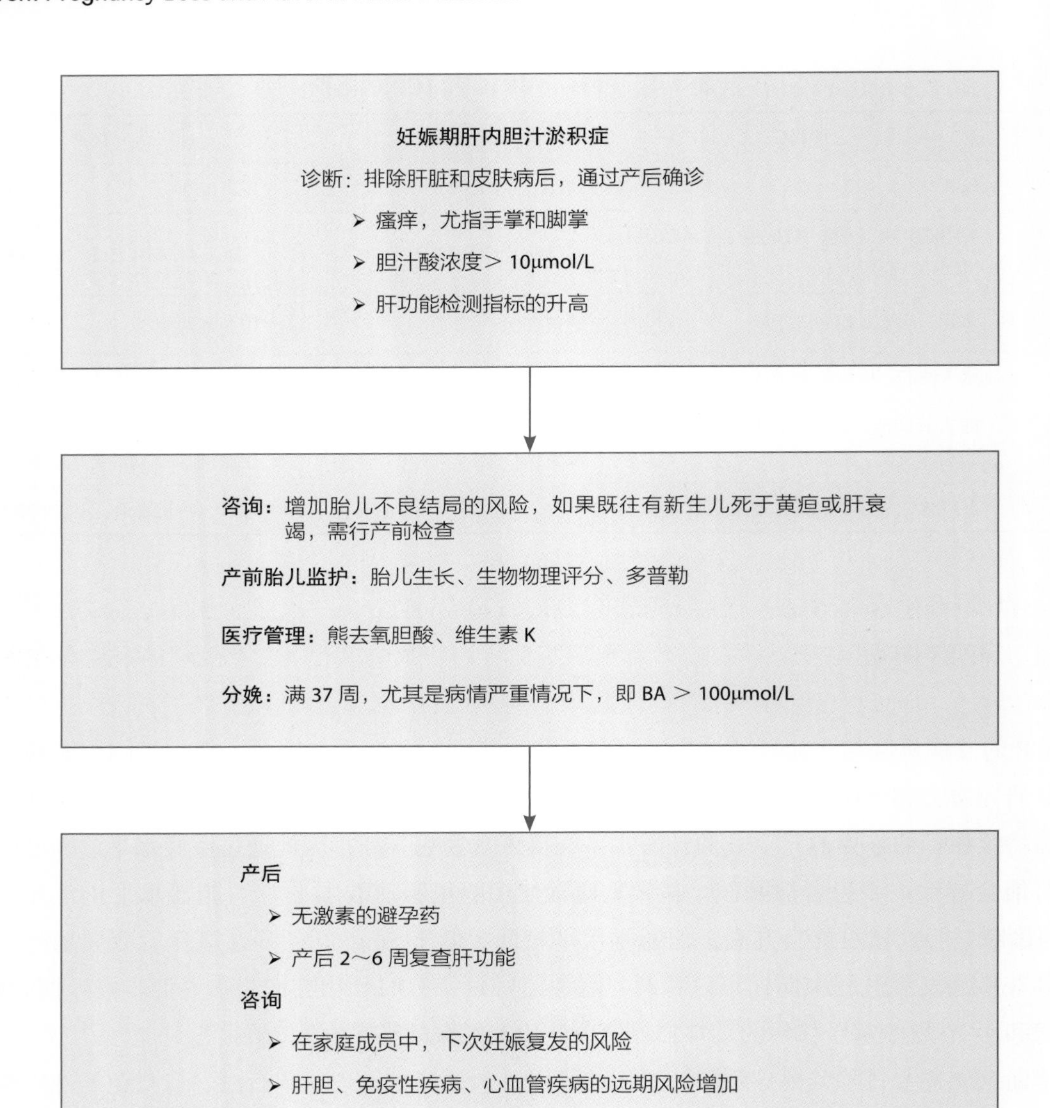

▲ 图 7-1　妊娠期肝内胆汁淤积症的诊断与处理

内产前诊断，并有助于患病胎儿的父母做出终止妊娠的决定。妊娠监测包括每周连续 1～2 次的肝功能检测 [16]。后期监测指标正常降低了诊断 ICP 概率。血压监测和尿白蛋白检查以排除子痫前期。快速异常增长的肝功能指标可能指向另一种诊断 [16]。因为肝功能指标在产褥期早期可能会升高，所以肝功能指标检测应在产后 10 天进行 [25]。ICP 患者肝功能指标可能正常，而水平升高可能伴有其他疾病，如自身免疫性疾病需进行进一步评估。南澳大利亚母亲和新生儿实践社区（SAMNCP）建议胆汁酸＞ 40μmol/L 或 ALT ＞ 200U/L 的女性入院，并每 2 周做一次胆汁酸检测和肝功能检查。如果药物将 ALT 和胆汁酸降低到临界值以下，可以在门诊接受治疗 [26]。

RCOG 建议这些孕产妇接受“咨询为主导的诊疗”及住院分娩 [16]。需要特别地强调产科胎儿监护。然而，目前还没有证据表明胎儿监护可以预测胎儿死亡。推荐的胎儿监护包括 2 周 1 次的生物物理评分和无负荷试验。无须过分强调孕妇每日胎动计数的作用。目前没有证据表明，使用多普勒监测对胎儿生长受限或胎盘功能不全的发生有帮助，这与其他妊娠相似。多家科学机构建议，应充分咨询后由患者做出在 37 周后终止妊娠的决定 [21–23, 26, 27]。

终止妊娠应在与患者进行充分讨论后拟定计划 [16]。胆汁淤积症的女性应该被告知如果继续妊娠死产风险略有增加，这种风险随着胆汁酸水平的升高而增加，但是这种风险可能是突然的，并且无法预测。相反，应告知患者早产引起的围产期发病率较高和引产引起的产妇发病率较高的问题。据报道，在妊娠 37 周、38 周和 39 周时，选择性剖宫产后婴儿进入特殊护理病房的风险分别为 11%、6% 和 1.5% [28]。在双胎妊娠中，ICP 和双胎妊娠中的死产发生在 33～35 周 [29]，这一比例随着胆汁酸水平的升高而增加，推测与妊娠期糖尿病有关 [30]。因此，需要在孕 36 周左右终止妊娠。

局部皮肤应用润肤剂，如椰子油、炉甘石洗液和含薄荷脑的水乳膏，可能对皮肤瘙痒等症状的缓解有所帮助 [16]。

治疗妊娠期胆汁淤积症有多种药物。已用于治疗瘙痒的药物包括对乙酸氨基酚等抗组胺药物，这些药物通过在夜间的镇静作用来帮助孕妇缓解瘙痒。胆碱胺是一种胆汁酸螯合剂，有助于改善瘙痒，但会加剧维生素 K 缺乏。活性炭和瓜尔胶对改善瘙痒症状没有帮助。此外，尚未发现 S– 腺苷蛋氨酸（SAME）对止痒或改善围产儿结局有帮助。地塞米松治疗 ICP 有效性的报道存在争议，目前不推荐使用。据报道，利福平和二甲双胍等药物相当于辅助药物应用于熊去氧胆酸治疗效果欠佳的 ICP 患者 [31]。

熊去氧胆酸（UDCA）已被广泛用于治疗妊娠期肝内胆汁淤积症，但其作用尚不清楚。Cochrane 的一项综述虽然受到缺乏大样本高质量研究的限制，但仍表明 UDCA 可能有助于减轻产妇瘙痒，但并不能降低围产期不良事件的发生 [32, 33]。一项在英格兰和威尔士进行的双盲、多中心随机对照的 PITCHES 试验中，UDCA 效果的研究是与安慰剂进行对比。通过比较围产期死亡、早产和新生儿住院的综合情况得出结论，UDCA 并不能改善 ICP 患者的围产儿不良结局 [34]。

服用维生素 K 预防由于脂肪泻导致的脂溶性维生素 K 吸收不良而引起的凝血因子缺乏症。如果凝血酶原时间延长，建议每天口服 5～10mg 水溶性的甲萘氢醌二磷酸酯钠，以降低产后出血和新生儿出血的风险 [15]。由于药物增加核黄疸、新生儿溶血性贫血和高胆红素血症的风险，通常推荐使用药物前应该考虑药物不良反应。英国国家药典建议避免在妊娠晚期和分娩过程中接受维生素 K 治疗。新生儿可考虑给予维生素 K 进行常规治疗 [16]。

十、产后

由于产后可能会有一过性肝酶水平升高，故肝功能指标检测应该在产后 10 天后复查 [25]。对孕产妇进行产后咨询，告知她们再次妊娠后可能发生的情况及家庭成员发生胆汁淤积的风险相对偏高。禁用含有雌激素的口服避孕药，含有黄体酮的避孕药是可以服用的。

十一、结论

- 瘙痒、胆汁酸升高和肝功能指标异常是妊娠期肝内胆汁淤积症的特征。
- 妊娠期胆汁淤积症的患病率多不一致，与遗传易感性、种族、多胎妊娠和冬季有关。复发率在 45%～90%。

- 妊娠期肝内胆汁淤积症与围产期不良结局有关，如突发且不可预测的死产。
- 胆汁酸值大于 100μmol/L 与围产儿结局不良有关。
- 提倡胎儿监护和适时分娩。
- 有不良妊娠史的孕妇应考虑遗传因素的影响。

参考文献

[1] Allanson ER, Tuncalp Ö, Gardosi J et al. Giving a voice to millions: Developing the WHO application of *ICD-10* to deaths during the perinatal period: *ICD-PM*. *BJOG*. 2016; 123(12):1896–9.

[2] Bicocca MJ, Sperling JD, Chauhan SP. Intrahepatic cholestasis of pregnancy: Review of six national and regional guidelines. *Eur J Obstet Gynecol Reprod Biol*. 2018;231:180–7.

[3] Hubschmann AG, Orzechowski KM, Berghella V. Severe first trimester recurrent intrahepatic cholestasis of pregnancy: A case report and literature review. *AJP Rep*. 2016;6(1):e38–41.

[4] Srivastava A. Progressive familial intrahepatic cholestasis. *J Clin Exp Hepatol*. 2014;4(1):25–36.

[5] Reyes H, Gonzalez MC, Ribalta J et al. Prevalence of intrahepatic cholestasis of pregnancy in Chile. *Ann Intern Med*. 1978;88(4):487–93.

[6] Abedin P, Weaver JB, Egginton E. Intrahepatic cholestasis of pregnancy: Prevalence and ethnic distribution. *Ethnicity Health*. 1999;4(1–2):35–7.

[7] Reid R, Ivey KJ, Rencoret RH, Storey B. Fetal complications of obstetric cholestasis. *Br Med J*. 1976;1(6014):870–2.

[8] Ozkan S, Ceylan Y, Ozkan OV, Yildirim S. Review of a challenging clinical issue: Intrahepatic cholestasis of pregnancy. *World J Gastroenterol*. 2015;21(23):7134–41.

[9] Sticova E, Jirsa M, Pawlowska J. New insights in genetic cholestasis: From molecular mechanisms to clinical implications. *Can J Gastroenterol Hepatol*. 2018;2018: 2313675.

[10] Lammert F, Marschall HU, Glantz A, Matern S. Intrahepatic cholestasis of pregnancy: Molecular pathogenesis, diagnosis and management. *J Hepatol*. 2000;33(6):1012–21.

[11] Kenyon AP, Tribe RM, Nelson–Piercy C et al. Pruritus in pregnancy: A study of anatomical distribution and prevalence in relation to the development of obstetric cholestasis. *Obstet Med*. 2010;3(1):25–9.

[12] Chao TT, Sheffield JS. Primary dermatologic findings with early–onset intrahepatic cholestasis of pregnancy. *Obstet Gynecol*. 2011;117(2 Pt 2):456–8.

[13] Lee RH, Kwok KM, Ingles S et al. Pregnancy outcomes during an era of aggressive management for intrahepatic cholestasis of pregnancy. *Am J Perinatol*. 2008;25(6):341–5.

[14] Sharma B, Prasad G, Aggarwal N, Siwatch S, Suri V, Kakkar N. Aetiology and trends of rates of stillbirth in a tertiary care hospital in the north of India over 10 years: A retrospective study. *BJOG*. 2019;126(Suppl. 4):14–20.

[15] Ovadia C, Seed PT, Sklavounos A et al. Association of adverse perinatal outcomes of intrahepatic cholestasis of pregnancy with biochemical markers: Results of aggregate and individual patient data meta–analyses. *Lancet*. 2019;393(10174):899–909.

[16] Royal College of Obstetricians and Gynaecologists. *Obstetric Cholestasis. RCOG Green-top Guideline No. 43*. London, UK: RCOG; 2011.

[17] Mei Y, Lin Y, Luo D, Gao L, He L. Perinatal outcomes in intrahepatic cholestasis of pregnancy with monochorionic diamniotic twin pregnancy. *BMC Pregnancy Childbirth*. 2018;18(1):291.

[18] Shan D, Hu Y, Qiu P et al. Intrahepatic cholestasis of pregnancy in women with twin pregnancy. *Twin Res Human Genet*. 2016;19(6):697–707.

[19] Chen ST, Chen HL, Su YN et al. Prenatal diagnosis of progressive familial intrahepatic cholestasis type 2. *J Gastroenterol Hepatol*. 2008; 23(9):1390–3.

[20] Egan N, Bartels A, Khashan AS et al. Reference standard for serum bile acids in pregnancy. *BJOG*. 2012;119(4):493–8.

[21] EASL Clinical Practice Guidelines: Management of cholestatic liver diseases. *J Hepatol*. 2009; 51(2):237–67.

[22] Publications Committee Society of Maternal–Fetal Medicine. Understanding Intrahepatic Cholestasis of Pregnancy. 2011. https://www.smfm.org/publications/96–understanding–intrahepatic–cholestasis–ofpregnancy. Accessed September 10, 2017.

[23] Tran TT, Ahn J, Reau NS. ACG clinical guideline: Liver disease and pregnancy. *Am J Gastroenterol*. 2016; 111(2):176–94; quiz 96.

[24] Wikstrom Shemer E, Marschall HU, Ludvigsson JF, Stephansson O. Intrahepatic cholestasis of pregnancy and associated adverse pregnancy and fetal outcomes: A 12–year population–based cohort study. *BJOG*. 2013; 120(6): 717–23.

[25] David AL, Kotecha M, Girling JC. Factors influencing postnatal liver function tests. *BJOG*. 2000;107(11):1421–6.

[26] South Australian Maternal and Neonatal Community of Practice. *Obstetric Cholestasis*; 2016.

[27] Rioseco AJ, Ivankovic MB, Manzur A et al. Intrahepatic cholestasis of pregnancy: A retrospective case–control study of perinatal outcome. *Am J Obstet Gynecol*. 1994; 170(3): 890–5.

[28] Morrison JJ, Rennie JM, Milton PJ. Neonatal respiratory morbidity and mode of delivery at term: Influence of timing of elective caesarean section. *Br J Obstet Gynaecol*. 1995;102(2):101–6.

[29] Liu X, Landon MB, Chen Y, Cheng W. Perinatal outcomes with intrahepatic cholestasis of pregnancy in twin pregnancies. *J Matern Fetal Neonatal Med*. 2016;

29(13):2176–81.

[30] Shaw D, Frohlich J, Wittmann BA, Willms M. A prospective study of 18 patients with cholestasis of pregnancy. *Am J Obstet Gynecol*. 1982;142(6 Pt 1):621–5.

[31] Elfituri A, Ali A, Shehata H. Managing recurring obstetric cholestasis with metformin. *Obstet Gynecol*. 2016;128(6):1320–3.

[32] Gurung V, Middleton P, Milan SJ, Hague W, Thornton JG. Interventions for treating cholestasis in pregnancy. *Cochrane Database Syst Rev*. 2013;(6):CD000493. doi:10.1002/14651858.CD000493.

[33] Mishra N, Rohilla M. Intrahepatic cholestasis of pregnancy: Advances in diagnosis and management. *J Gynecol* 2017; 2(S3): S3–0005.

[34] Chappell LC, Bell JL, Smith A et al. Ursodeoxycholic acid versus placebo in women with intrahepatic cholestasis of pregnancy (PITCHES): A randomised controlled trial. *Lancet*. 2019;394(10201):849–60.

第 8 章 妊娠期高血压疾病和胎盘早剥史女性的妊娠管理

Management of women with prior hypertension and abruptio placentae in pregnancy

Shalini Gainder　Deepmala Modi　著
王少帅　周　璇　韦丽杰　朱盛兰　译

一、概述

妊娠期间，既往妊娠相关的疾病会对现有妊娠产生影响，增加妊娠的风险，也会增加远期相关疾病的发病风险，并对再次妊娠产生不良影响。大量证据表明妊娠期间高血压疾病会再次发生。妊娠期高血压相关疾病仍然是孕产妇围产期死亡的主要原因之一，影响了全世界 10% 的孕产妇。据报道，全球有 50 000～60 000 例由子痫前期导致的死亡[1, 2]。高血压可导致多种并发症，也是导致早产的主要因素。子痫前期的诊断与鉴别诊断是临床工作重点。我们需要对患者进行宣教并提供临床咨询服务，及早发现有既往史的女性妊娠期高血压疾病的再发。

子痫前期综合征包括与新发蛋白尿相关的妊娠后期高血压的发展，尽管蛋白尿阳性不是诊断的必要标准[3]，提示疾病的其他临床体征也可能存在。

子痫前期的诊断：平时血压正常的女性在妊娠 20 周后出现高血压，收缩压≥ 140mmHg 和（或）舒张压≥ 90mmHg[4]，于产后 12 周恢复正常；伴有尿蛋白≥ 0.3g/24h，或随机尿蛋白（＋）或虽无尿蛋白，但合并脏器功能异常也可诊断（译者注：原文表述不完整，已修改）。

妊娠期高血压疾病分为四类。

- 妊娠期高血压。
- 子痫前期或子痫。
- 妊娠合并慢性高血压（原发性或继发性）。
- 慢性高血压合并子痫前期[5]。

有子痫前期病史的女性，孕期保健的目标是减少引起复发的风险因素，在妊娠前充分改善孕产妇的健康状况，妊娠期进行子痫前期及并发症的早期诊断，改善围产期结局。为了实现这一目标，需要进行孕前咨询，在产前尽早住院，进行充分的产前检查、母婴监测，及时转诊至助产机构分娩。

二、妊娠期高血压疾病再发风险

患有妊娠期高血压疾病的女性再次妊娠的再发风险约为 1/5（表 8–1）。

表 8–1　妊娠期高血压疾病再发风险

再次妊娠患病率	任一类型高血压（%）	妊娠期高血压（%）	子痫前期（%）
任一类型高血压	21	22	20
子痫前期	14	7	16
妊娠期高血压	9	11～15	6～12
慢性高血压	—	3	2

妊娠期高血压的再发：有妊娠期高血压病史的女性，再次妊娠时，妊娠期高血压的发生率为 11%～15%，子痫前期的发生率为 7%，慢性高血压的发生率为 3%。

子痫前期的再发：有子痫前期病史的女性，再次妊娠发生妊娠期高血压的风险为 6%～12%，子痫前期的风险为 16%。

早发型子痫前期：有早发型子痫前期病史并在 34～37 周分娩的女性，子痫前期的再发风险增加至 23%；在 28～34 周分娩的女性，子痫前期再发风险为 33%；慢性高血压的发生风险为 2%[6-8]。

有早发型子痫前期病史的女性是一个特殊的群体，再次妊娠子痫前期再发概率增加，应充分评估导致高血压发生的危险因素，如抗磷脂综合征、血栓前状态、慢性高血压病史及肾脏疾病等。

三、孕前咨询

建议对有子痫前期病史的女性进行孕前咨询，充分评估。但是，患者随访困难，或者依从性差，建议产后 6～8 周复查时进行再妊娠风险评估，将其作为水平基线。

就诊时，医生应详细询问既往妊娠史，仔细了解产前、产时和产后信息，对医疗记录进行筛选，获取信息，如子痫前期发生的孕周、母体并发症的进展情况、围产期结局、孕期有无胎儿生长受限及新生儿围产期的发病和死亡情况等[9, 10]；并且告知夫妻双方妊娠期高血压疾病再发风险及其对妊娠的影响，妊娠对高血压疾病的影响及高血压 / 子痫前期对围产期结局的影响。如果妊娠间隔超过 10 年，则妊娠期高血压疾病再发的风险会明显增加。

相关的危险因素也应进行评估，如不孕症的高危因素：肥胖、肾脏疾病、慢性高血压、糖尿病、结缔组织病、血栓和抗磷脂综合征等[11]。尽管某些医疗机构将易栓症纳入常规筛查中，但我们不推荐对有子痫前期病史的女性进行常规的筛查。在妊娠前，这些女性需要对基础疾病进行治疗，控制病情进展，控制危险因素，降低风险，控制血糖，采取健康的生活方式，适当增加运动量，降低体重指数（BMI）。对超重的女性，医生应告知减重的好处，并提供营养指导[12]。

建议相关的实验室检查，如血常规、肝肾功能和尿液分析等，评估疾病严重程度。要核查患者服用的药物，根据其致畸能力和美国食品药品管理局的药品分级进行调整。一旦妊娠，建议尽早去看专科医生。推荐在孕前即开始服用叶酸。

四、孕期管理

有子痫前期病史的患者，建议尽早就诊。

孕早期超声检查准确核实孕周。根据既往的妊娠结局来确定产前检查的频率。有早发型子痫前期或早产史的女性建议尽早检查，增加产前检查频率。医生应告知孕妇子痫前期的症状、体征及前驱症状，并根据既往的妊娠情况进行风险分层管理。

常规实验室检查应在孕早期进行，如血常规、肝肾功能、空腹血糖和尿液分析等。有早发型子痫前期病史的女性，可行肾脏超声检查，必要时进行易栓症检查。

研究发现，子痫前期患者体内前列环素血栓素的平衡发生改变[13]，如果该患者既往因子痫前期并发早产（＜34周），或者既往多次妊娠中反复出现子痫前期，建议在孕早期末开始服用小剂量阿司匹林（每日剂量60～80mg）[14, 15]。在一项包含59项研究37000名女性的Meta分析中，发现小剂量阿司匹林可有效降低高风险女性的子痫前期发病风险，有效改善围产期结局[16]。

在妊娠中期，可加强科普宣教，提高患者对子痫前期的认知。若患者主诉有严重头痛、视力障碍、恶心、呕吐、右上腹或上腹部胀痛不适或胎动减少等症状，必须引起重视，及早诊断并处理。每次产检都要测量血压，并建议患者加强院外血压监测。每次就诊时都应对患者子痫前期发生风险进行评估。

对于有严重的子痫前期症状、严重的胎儿生长受限或再发子痫前期的孕妇，建议住院观察治疗，加强母婴监护。

在妊娠晚期应适当增加孕妇和胎儿的监护频率。患者应每日自计胎动，监测血压，识别高血压症状。胎儿生长受限与子痫前期之间存在明确的相关性，因此建议加强实验室检查，NST及胎儿宫内发育情况监测，如羊水量、脐血流多普勒、生物物理学评分等来评估母胎安全性[17]。

五、产后管理

产后建议至少72h的动态血压监测。如果血压控制不理想，分娩后1周内应再次进行相关检查。出院医嘱要明确告知患者注意监测子痫前期相关症状，出现异常的情况及时就诊。对于产后高血压持续1天以上的患者要避免使用非甾体类抗炎药来缓解疼痛。

产后发现收缩压≥150mmHg或舒张压≥100mmHg，出现2次（间隔4h），则建议给予降压治疗[18, 19]。

产后6～8周应复查血压，如果血压正常，蛋白尿阴性，则发生慢性肾脏疾病的风险较小，无须进一步随访。

六、子痫前期女性远期罹患心血管疾病的管理

多项研究表明，有子痫前期病史的女性远期罹患心血管疾病的易感性明显增加（高达 2 倍）（表 8–2）。因子痫前期导致在妊娠 34 周之前分娩的女性 [20～22] 及子痫前期再发的女性中 [23]，远期罹患心血管疾病的风险会进一步升高到 8～9 倍，这些女性远期患慢性高血压、脑卒中、充血性心力衰竭和心肌梗死的风险亦增加。

表 8–2　妊娠期高血压女性的远期心血管疾病风险

风　险	妊娠期高血压	子痫前期	慢性高血压
心血管事件	1.5～3 倍	1.5～3 倍	1.7 倍
脑卒中	2 倍	2～3 倍	1.8 倍
高血压	2～4 倍	2～5 倍	不适用

子痫前期与远期心血管疾病相关性的确切机制目前尚不清楚，但有研究发现，子痫前期会导致与动脉粥样硬化相关的内皮功能障碍，这种影响会持续数年。据推测，50% 的远期慢性高血压或心血管疾病的发生风险可以由常见的子痫前期高危因素来解释 [24]。还有学者指出，子痫前期可能触发一种特殊的生物反应，引起心血管压力增加，导致远期心血管疾病的发生。

美国心脏协会主张，在评估女性的心血管疾病风险时，妊娠史是病史的重要组成部分 [25]。子痫前期和心血管疾病具有共同的危险因素，建议有子痫前期病史的女性减重、适当增加体育锻炼、戒烟并及早进行心血管疾病风险评估。

建议对既往因子痫前期导致早产或有胎儿生长受限分娩史及子痫前期再发史的女性，每年进行血压、空腹血糖、血脂和 BMI 等的评估。建议这些女性保持理想体重，多吃富含纤维食物、水果和蔬菜，减少脂肪摄入。建议每周至少 5 次有氧运动，同时要戒烟戒酒。

七、胎盘早剥史女性的管理

胎盘早剥（placental abruption，PA）是导致孕产妇围产期死亡的主要原因之一，并且很难预测，严重威胁孕产妇及胎儿生命。有胎盘早剥史的女性是高危人群，再次妊娠发生胎盘早剥的风险增加，小于胎龄儿、早产和妊娠期高血压疾病的风险也相应增加 [26, 27]。

八、胎盘早剥的预测

与妊娠相关的高血压导致的胎盘早剥称为毒血症性胎盘早剥，而与高血压无关的胎盘早剥称为非毒血症性胎盘早剥。

对胎盘早剥的危险因素进行流行病学研究发现，胎盘早剥病史对再次妊娠的胎盘早剥有重要的预测意义 [28–33]。有胎盘早剥病史的患者，再次妊娠胎盘早剥的发生概率是 4% [34]，有 2 次胎盘早剥

病史的女性，再发风险增加到 19%～25% [35]。

九、其他危险因素

母亲：高龄、经产妇、低 BMI、易栓症患者（特别是凝血因子 V Leiden 突变和凝血酶原基因 G20210A 杂合突变）[36, 37]、辅助生殖技术（ART）、孕早期出血或先兆流产 [38]、子痫前期、慢性高血压、羊水过多、宫内感染、胎膜早破、腹部创伤、吸烟和药物滥用（如苯丙胺和可卡因）等。

胎儿：胎儿生长受限和非枕先露是胎盘早剥再发的危险因素。胎盘早剥的女性中，有 SGA 婴儿早产史的孕妇 PA 的再发风险增加 3 倍，而在既往妊娠时有高血压的女性，患 PA 的风险增加了 60% [27]。

所有孕妇在每次产前检查时都必须筛查相关危险因素，从而指定为高风险或低风险妊娠。然而，70% 的胎盘早剥发生在低风险妊娠级别。

在一项由 1 570 635 名孕妇组成的研究中，有 3496 名女性发生了胎盘早剥，发生率为 0.22%。研究发现，与没有胎盘早剥病史的女性相比，有胎盘早剥史女性发生胎盘早剥的风险显著增加（0.06% vs. 5.8%）。与早产的胎盘早剥相比，足月产的胎盘早剥再发的风险进一步增加。

高血压对胎盘早剥的再发风险的影响：与血压正常的孕妇相比，高血压孕妇胎盘早剥更为常见（0.44% vs. 0.16%）[39]。既往因慢性高血压导致胎盘早剥患者再妊娠胎盘早剥再发率约为 9%，合并子痫前期时会增加至 20%。目前，由于大多数患者在 37 周时为避免再次胎盘早剥进行了选择性终止妊娠，因此无法确定真正的胎盘早剥再发率。

十、胎盘早剥的预防

建议和鼓励高危女性尽量去除相应的危险因素，如吸烟和滥用药物等。

研究表明孕期补充叶酸不能降低胎盘早剥的发生风险 [40]。同样，也缺乏证据支持使用抗血栓治疗（小剂量阿司匹林或低分子量肝素）可预防易栓症女性发生胎盘早剥 [41]。

一项针对有胎盘早剥史的女性的研究发现，再次妊娠时给予依诺肝素治疗的孕妇较少发生与胎盘相关的血管并发症，如子痫前期、胎盘早剥或低出生体重 [42]，但还需要进行多中心的研究来进一步验证。

十一、胎盘早剥的再妊娠管理

既往 PA 发生的孕周与本次妊娠再发的时机之间有很强的相关性，胎盘早剥预测的指标包括妊娠早期血浆相关胎盘蛋白 A 降低，妊娠中期 α- 胎儿蛋白升高及子宫动脉波形异常等。研究发现应用小剂量阿司匹林可改善有子痫前期及不良围产期结局（如既往胎盘早剥）史的高风险女性的妊娠结局。有 PA 病史的孕妇，应在既往 PA 发生时间之前至少 6 周即开始进行密切监测 [26]，研究发现 60% 的再发患者会在同一孕周发生，而 40% 的患者在不同孕周再发 [27, 39]。有胎盘早剥史，不合并其他并发症者，再次妊娠时发生胎盘早剥的概率较低。有胎盘早剥再发风险的孕妇需要检测胎盘功能和胎儿生长情况。慢性高血压或妊娠期高血压会进一步增加胎盘早剥的发生风险，因此，孕期必须控制好血压。

十二、胎盘早剥的分娩时机

随着妊娠进展，尤其是妊娠 37 周后，胎盘早剥的风险增加。因此建议在妊娠 37 周时终止妊娠[39]。然而，美国得克萨斯州帕克兰医院的惯例是，如果 37 周前没有其他并发症发生，建议在妊娠 38 周时终止妊娠[43]。

十三、结论

有足够的证据表明，妊娠期高血压疾病或胎盘早剥引起的女性生殖能力损伤可能会影响远期妊娠，这在早发型子痫前期和非毒血症性胎盘早剥的女性中更常见。妊娠期高血压在妊娠晚期再发的可能性较小，因此妊娠晚期毒血症性胎盘早剥的再发风险较低。

参考文献

[1] World Health Organization (WHO). *The World Health Report: 2005: Make Every Mother and Child Count*. Geneva, Switzerland: WHO; 2005.

[2] Duley L. Maternal mortality associated with hypertensive disorders of pregnancy in Africa, Asia, Latin America and the Caribbean. *Br J Obstet Gynaecol*. 1992;99:547–53.

[3] Homer CS, Brown MA, Mangos G, Davis GK. Non-proteinuric pre-eclampsia: A novel risk indicator in women with gestational hypertension. *J Hypertens*. 2008;26:295–302.

[4] American College of Obstetricians and Gynecologists (ACOG). Diagnosis and management of preeclampsia and eclampsia. ACOG Practice Bulletin No. 33. *Obstet Gynecol*. 2002;99:159–67.

[5] Report of the National High Blood Pressure Education Program Working Group on High Blood Pressure in Pregnancy. *Am J Obstet Gynecol*. 2000;183:S1–22.

[6] Auger N, Fraser WD, Schnitzer M, Leduc L, Healy-Profitos J, Paradis G. Recurrent preeclampsia and subsequent cardiovascular risk. *Heart*. 2017;103:235–43.

[7] Bramham K, Briley AL, Seed P, Poston L, Shennan AH, Chappell LC. Adverse maternal and perinatal outcomes in women with previous preeclampsia: A prospective study. *Am J Obstet Gynecol*. 2011;204:512.e1–9.

[8] Callaway LK, Mamun A, McIntyre HD, Williams GM, Najman JM, Nitert MD, Lawlor DA. Does a history of hypertensive disorders of pregnancy help predict future essential hypertension? Findings from a prospective pregnancy cohort study. *J Hum Hypertens*. 2013;27:309–14.

[9] Hjartardottir S, Leifsson BG, Geirsson RT, Steinthorsdottir V. Recurrence of hypertensive disorder in second pregnancy. *Am J Obstet Gynecol*. 2006;194:916–20.

[10] Brown MA, Mackenzie C, Dunsmuir W et al. Can we predict recurrence of pre-eclampsia or gestational hypertension? *BJOG*. 2007;114:984–93.

[11] Duckitt K, Harrington D. Risk factors for preeclampsia at antenatal booking: Systematic review of controlled studies. *BMJ*. 2005;330: 565.

[12] Blumenthal JA, Babyak MA, Sherwood A et al. Effects of the dietary approaches to stop hypertension diet alone and in combination with exercise and caloric restriction on insulin sensitivity and lipids. *Hypertension*. 2010;55:1199–205.

[13] Redman CW, Sargent IL. Latest advances in understanding preeclampsia. *Science*. 2005;308:1592–4.

[14] Caritis S, Sibai B, Hauth J et al. Low-dose aspirin to prevent preeclampsia in women at high risk. National Institute of Child Health and Human Development Network of Maternal-Fetal Medicine Units. *N Engl J Med*. 1998;338:701–5.

[15] Bujold E, Roberge S, Lacasse Y et al. Prevention of preeclampsia and intrauterine growth restriction with aspirin started in early pregnancy: A meta-analysis. *Obstet Gynecol*. 2010;116:402–14.

[16] Duley L, Henderson-Smart DJ, Meher S, King JF. Antiplatelet agents for preventing preeclampsia and its complications. *Cochrane Database Sys Rev*. Apr 18, 2007;(2):CD004659.

[17] American College of Obstetricians and Gynecologists (ACOG). *Antepartum Fetal Surveillance. ACOG Practice Bulletin 9*. Washington, DC: ACOG; 1999.

[18] Magee L, Sadeghi S, von Dadelszen P. Prevention and

treatment of postpartum hypertension. *Cochrane Database Syst Rev*. Jan 25, 2005;(1):CD004351.

[19] Podymow T, August P. Postpartum course of gestational hypertension and preeclampsia. *Hypertens Pregnancy*. 2010;29:294–300.

[20] Irgens HU, Reisaeter L, Irgens LM, Lie RT. Long term mortality of mothers and fathers after pre–eclampsia: Population based cohort study. *BMJ*. 2001;323:1213–7.

[21] Mongraw–Chaffin ML, Cirillo PM, Cohn BA. Preeclampsia and cardiovascular disease death: Prospective evidence from the child health and development studies cohort. *Hypertension*. 2010;56:166–71.

[22] Ray JG, Vermeulen MJ, Schull MJ, Redelmeier DA. Cardiovascular health after maternal placental syndromes (CHAMPS): Populationbased retrospective cohort study. *Lancet*. 2005;366:1797–803.

[23] Funai EF, Paltiel OB, Malaspina D, Friedlander Y, Deutsch L, Harlap S. Risk factors for preeclampsia in nulliparous and parous women: The Jerusalem perinatal study. *Paediatr Perinat Epidemiol*. 2005;19:59–68.

[24] Romundstad PR, Magnussen EB, Smith GD, Vatten LJ. Hypertension in pregnancy and later cardiovascular risk: Common antecedents? *Circulation*. 2010;122:579–84.

[25] Mosca L, Benjamin EJ, Berra K et al. Effectiveness–based guidelines for the prevention of cardiovascular disease in women—2011 update: A guideline from the American Heart Association. American Heart Association [published erratum appears in *J Am Coll Cardiol*. 2012;59:1663]. *J Am Coll Cardiol*. 2011;57:1404–23.

[26] Rasmussen S, Irgens LM, Dalaker K. The effect on the likelihood of further pregnancy of placental abruption and the rate of its recurrence. *Br J Obstet Gynaecol*. 1997;104:1292–5.

[27] Rasmussen S, Irgens LM, Dalaker K. Outcome of pregnancies subsequent to placental abruption: A risk assessment. *Acta Obstet Gynecol Scand*. 2000;79:496–501.

[28] Raymond EG, Mills JL. Placental abruption: Maternal risk factors and associated fetal conditions. *Acta Obstet Gynecol Scand*. 1993;72:633–9.

[29] Ananth CV, Oyelese Y, Srinivas N, Yeo L, Vintzileos AM. Preterm premature rupture of membranes, intrauterine infection and oligohydramnios: Risk factors for placental abruption. *Obstet Gynecol*. 2004;104:71–7.

[30] Tikkanen M, Nuutila M, Hiilesmaa V, Paavonen J, Ylikorkala O. Clinical presentation and risk factors of placental abruption. *Acta Obstet Gynecol Scand*. 2006;85:700–5.

[31] Tikkanen M, Nuutila M, Hiilesmaa V, Paavonen J, Ylikorkala O. Prepregnancy risk factors for placental abruption. *Acta Obstet Gynecol Scand*. 2006;85:40–4.

[32] Ananth CV, Nath CA, Philipp C. The normal anticoagulant system and risk of placental abruption: Protein C, protein S and resistance to activated protein C. *J Matern Fetal Neonatal Med*. 2010;23:1377–83.

[33] Deutsch AB, Lynch O, Alio AP, Salihu HM, Spellacy WN. Increased risk of placental abruption in underweight women. *Am J Perinatol*. 2010;27:235–40.

[34] Rasmussen S, Irgens LM. Occurrence of placental abruption in relatives. *BJOG*. 2009;116:693–9.

[35] Tikkanen M. Etiology, clinical manifestations, and prediction of placental abruption. *Acta Obstet Gynecol Scand*. 2010;89:732–40.

[36] Pariente G, Wiznitzer A, Sergienko R, Mazor M, Holcberg G, Sheiner E. Placental abruption: Critical analysis of risk factors and perinatal outcomes. *J Matern Fetal Neonatal Med*. 2010;24:698–702.

[37] Kennare R, Heard A, Chan A. Substance use during pregnancy: Risk factors and obstetric and perinatal outcomes in South Australia. *ANZJOG*. 2005;45:220–5.

[38] Robertson L, Wu O, Langhorne P et al. Thrombosis: Risk and economic assessment of thrombophilia screening (TREATS) Study. Thrombophilia in pregnancy: A systematic review. *Br J Haematol*. 2006;132:171–96.

[39] Ruiter L, Ravelli ACJ, de Graaf IM et al. Incidence and recurrence rate of placental abruption: A longitudinal linked national cohort study in the Netherlands. *Am J Obstet Gynecol*. 2015;213:573.e1–8.

[40] Charles DH, Ness AR, Campbell D, Smith GD, Whitley E, Hall MH. Folic acid supplements in pregnancy and birth outcome: Re–analysis of a large randomised controlled trial and update of Cochrane review. *Paediatr Perinat Epidemiol*. 2005;19:112–24.

[41] Rodger MA, Paidas M. Do thrombophilias cause placenta–mediated pregnancy complications? *Semin Thromb Hemost*. 2007;33: 597–603.

[42] Gris JC, Chauleur C, Faillie JL et al. Enoxaparin for the secondary prevention of placental vascular complications in women with abruptio placentae: The pilot randomised controlled NOH–AP trial. *Thromb Haemost*. 2010;104: 771–9.

[43] Williams J, Cunningham F, Leveno K et al. *Williams Obstetrics*. 25th ed. New York, NY: McGraw–Hill Education; 2018.

第 9 章　子宫破裂 / 瘢痕子宫史女性的妊娠管理

Approach to women with previous rupture of the uterus or an unknown uterine scar in pregnancy

Bharti Joshi　著
乌剑利　译

一、概述

子宫破裂是包括子宫浆膜层在内的子宫全层破裂，导致胎儿、羊水等子宫内容物进入腹腔。如果子宫肌组织破裂，浆膜完整则称为不全子宫破裂。文献中使用症状性子宫破裂和无症状性子宫破裂用来区分子宫破裂和子宫裂开。子宫破裂虽然罕见，却是一种灾难性的并发症，会导致母婴发病率和死亡率升高 [1, 2]，以及导致围产期子宫切除、失血性休克、多器官功能障碍和严重的新生儿问题。Eden 等发现子宫破裂的女性输血率达到 95%[3]；产妇死亡率高达 12%，约 40% 的女性需要进行围产期子宫切除术 [4]。髂内动脉结扎和良好的缝合修复或许可以保留女性的生育功能。

二、发病率

据报道，无瘢痕子宫破裂的发生率为 1/10 000，有子宫下段瘢痕的女性子宫破裂的发生率为 0.2%～1.5%，有古典式剖宫产或 T 形切口的女性子宫破裂发生率为 4%～9% [5–8]。刮宫术、宫腔镜检查导致的子宫穿孔与子宫破裂也存在相关性 [9]。与子宫破裂相关的各种因素包括先天性子宫畸形、瘢痕子宫、多胎及产科因素，如巨大儿、先露异常、难产、阴道助产及助产操作不当等 [10–12]。近年因难产和过度使用催产素继发子宫破裂的病例已经减少，瘢痕子宫的女性发生更多 [9, 13]。剖宫产率升高、前列腺素类药物过度使用、瘢痕子宫阴道试产是导致子宫破裂的主要原因 [14–16]。分娩过程中子宫破裂的发生率为 3.8‰～7‰[15, 17–19]。

文献报道，发达国家和发展中国家子宫破裂发病率的巨大差异可能与社会人口因素、保健意识、医疗条件和分娩期管理有关。尼泊尔一项长达 20 年的大型回顾性研究指出，子宫破裂的发生率为 0.09%，其中部分经产妇不存在子宫瘢痕。[20]Ofir 等研究发现分娩中子宫破裂发生率为 0.035%，只有 10% 的女性有子宫瘢痕 [21]。荷兰的研究发现无瘢痕和有瘢痕的子宫破裂率分别为 0.7 和 5.1/10 000 [22]。产前子宫破裂主要见于有上段瘢痕或既往有子宫肌瘤剔除术史的女性 [23]。迄今为止，既往行腹腔镜与开放式子宫肌瘤剔除术导致子宫破裂发生率没有显著差异，然而还需要大量的研究来证实[24]。

近期有很多病例报道提示米索前列醇使用不当导致子宫破裂[25]，米索前列醇导致瘢痕子宫破裂的发生率为5.6%[26]。

三、如何对有子宫破裂史的女性进行咨询

子宫破裂病史不是再次妊娠的绝对禁忌证。大多数女性再次妊娠后给予精准的围产保健后都有良好的结局。因此，任何有子宫破裂病史的女性再次妊娠前，都必须给予充分咨询和孕前评估，必须清楚地记录详细的病史、病历资料、破裂位置、破裂原因、修补技术、间隔时间和术后恢复情况等。既往破裂部位、间隔时间与再次妊娠发生子宫破裂有直接关系。如果位于子宫下段的破裂，再次破裂率为6%，而位于子宫体部的破裂，再次破裂率高达32%[27]。

四、子宫破裂病史女性的妊娠管理

预防子宫再次破裂的关键主要为分娩方式和分娩时机。对于瘢痕子宫再次妊娠的保守治疗文献报道较少。回顾已发表的文献发现，给予充分的围产期保健和择期剖宫产可以改善子宫破裂病史女性的妊娠结局。Lim等回顾了5例子宫破裂后再次妊娠女性，均采用剖宫产分娩，均未再发破裂[28]，其中4例择期剖宫产，新生儿健康。3例在接受类固醇治疗和胎儿肺成熟后36～37周进行了手术，1例在38周时进行了手术。1例患者在妊娠30周时因胎盘植入而行急诊子宫切除术。所以如果给予充分的围产期保健，子宫再次破裂是可以避免的。

医生必须根据瘢痕类型、妊娠间隔时间、破裂资料等数据制订个性化的治疗方案（图9–1）。根据文献，对于子宫下段的瘢痕，剖宫产时机应不早于38周[29, 30]。如果存在早产，则建议进行胎儿肺成熟度测定并给予类固醇激素促胎肺成熟[1]。对既往为典型的瘢痕破裂或有早产史，可在34周时计划剖宫产，并在前次妊娠分娩时间前1周入院待产[31]。

Keefar等报道了194名子宫破裂病史女性再次妊娠253次，其中12.8%再次破裂，2名女性死亡。据观察有典型瘢痕破裂病史的女性再次破裂的风险最高[32]。另一项研究中，34名子宫破裂病史的女性有46次妊娠，其中27例再次剖宫产、3例经阴道分娩、4例再次破裂。结果显示剖宫产组16例为首次剖宫产，10例为二次剖宫产，1例在既往子宫破裂后行3次剖宫产[33]；再次破裂的病例中1例在40周时破裂，1例在22周时破裂，另2例分别在22周和36周时破裂。结果表明，子宫破裂的保守治疗需要综合考虑社会、经济、宗教等因素。通过适当的夫妻咨询、个性化的诊疗、早期入院和干预，可以将再次破裂的风险降到最低。有个案报道发生2次子宫破裂病史的女性通过剖宫产可以获得良好的结局。

Chibber等对子宫破裂与随后的妊娠结局进行了25年的回顾性分析，强调有生育要求的女性尽量保留子宫[34, 35]。手术技巧和患者的情况决定了治疗的方式，毫无疑问，紧急子宫切除是一种挽救生命的手段，本文报道行子宫修补术的24例患者中有22例同时行髂内动脉结扎术。医生需要告知

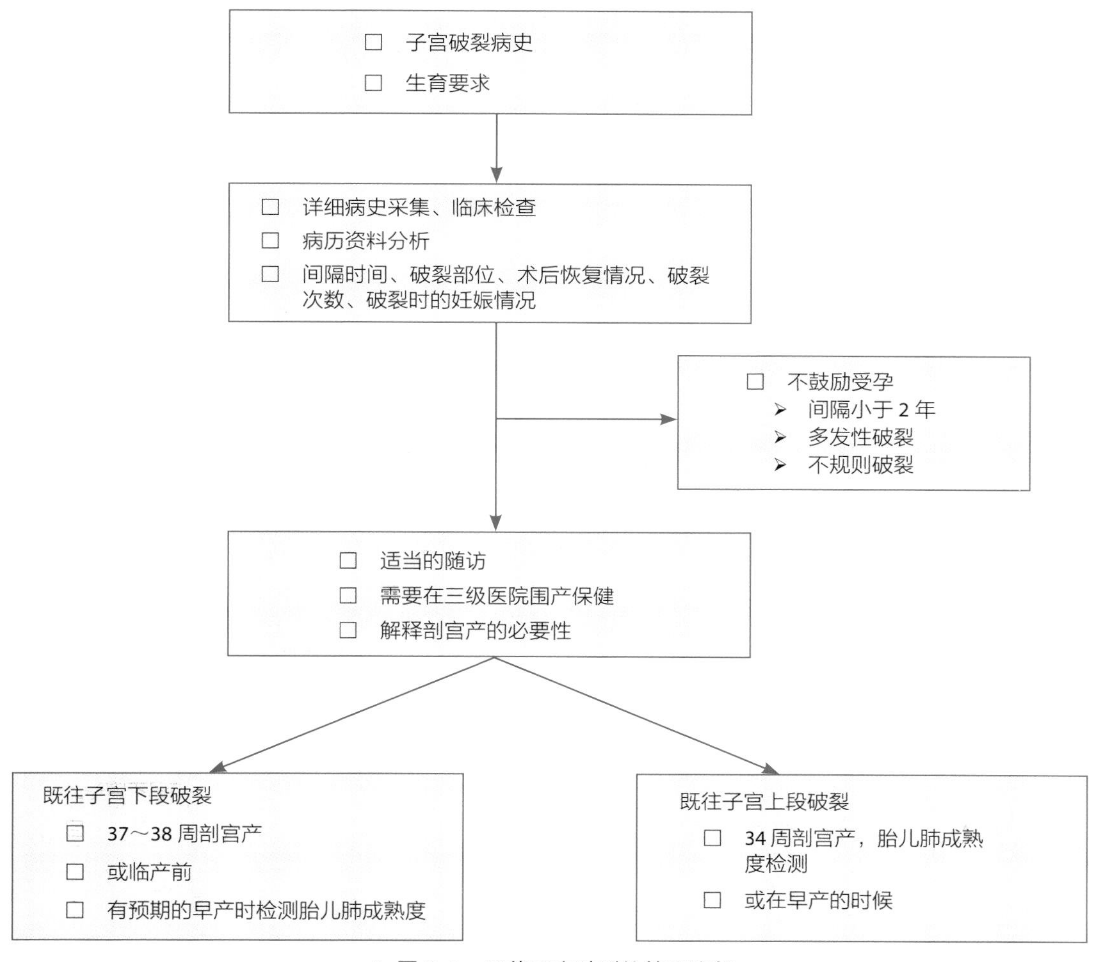

▲ 图 9-1 既往子宫破裂的管理流程

患者再次妊娠建议剖宫产，并有再发破裂的风险 [36]。其中 73% 曾有子宫下段破裂的孕妇在 37 周时选择剖宫产，无新生儿或母亲并发症；而 18% 的子宫上段破裂的孕妇在 35 周时顺利分娩。2 例子宫体部瘢痕再发破裂导致大出血和死亡。子宫垂直切口或破裂、较短的妊娠间隔（2～5 年）是再发破裂的重要危险因素。另一个决定因素是发生破裂的孕周，发生孕周越小则再发率越高。了解这些有助于临床医生进一步咨询，并在出现子宫破裂的早期迹象时发出警报 [1]。

子宫破裂病史的孕妇分娩时机来源于有 100 名女性队列的决策分析模型。选择在妊娠 34 周而不是 36 周择期剖宫产，可以减少 3.86 例子宫破裂，并降低 0.0079 例产妇死亡，但也会导致新生儿脑瘫病例增加 [37]，延迟至 36 周分娩将减少 0.47 例脑瘫病例。因此权衡利弊择期 34 周终止妊娠为最佳分娩时机，将最大限度地改善母体及新生儿以后的生活质量。

无法准确了解病史、病历资料等的病例，归为“类型不清的子宫瘢痕”，很难预测和预防子宫破裂或裂开。如果既往的记录或病史表明未知的瘢痕在子宫上段，那么再次妊娠就必须按经典瘢痕给予处理，在 36～37 周时进行胎儿肺成熟度评估，择期行剖宫产术可以获得良好的结局 [1]。缺损性瘢痕的子宫破裂风险与瘢痕薄弱的位置有关，总体破裂率为 4%～19% [19]。因此，针对有刮宫或穿孔病史的孕妇，也应严格追踪、警惕再次妊娠子宫破裂的发生。

五、结论

子宫破裂或裂开病史女性的再次妊娠结局是可以改善的。妊娠期应密切监测有子宫破裂或不明子宫瘢痕病史的女性，最好在临产前分娩。可以针对此类孕妇制订统一的管理流程。由于此类病例罕见，开展前瞻性试验以制订标准化管理流程是不可行的。医生应根据有子宫破裂病史女性的临床资料综合判断，决定处理方法和分娩时机。个性化的治疗方法、良好的医患沟通可能会改善妊娠结局。

参考文献

[1] Lim AC, Lau WC, Fung HYM. Pregnancy after uterine rupture: A report of 5 cases and a review of the literature. *Obstet Gynecol Surv*. 2005;60:613–7.

[2] Engelson BE, Albrechtsen S, Iversen OE. Peripartum hysterectomy—Incidents and maternal mortality. *Acta Obster Gynecol Scand*. 2001;80:409–12.

[3] Eden RD, Parker RT, Gall SG. Rupture of the gravid uterus: A 53 year review. *Obstet Gynecol*. 1986;68:671–4.

[4] Lema VM, Ojwang SB, Wanjala SH. Rupture of the gravid uterus: A review. *East Afr Med J*. 1991;68:430–41.

[5] Rageth JC, Juzi C, Grossenbacher H. Delivery after previous caesarean: A risk evaluation. Swiss Working Group of Obstetric and Gynecologic Institutions. *Obstet Gynecol*. 1999;93:332–7.

[6] Miller DA, Goodwin TM, Gherman RB, Paul RH. Intrapartum rupture of the unscarred uterus. *Obstet Gynecol*. 1997;89(5 Pt 1):671–3.

[7] Sweeten KM, Graves WK, Athanassiou A. Spontaneous rupture of the unscarred uterus. *Am J Obstet Hynecol*. 1995; 172:1851–6.

[8] American College of Obstetricians and Gynecologists. ACOG practice bulletin. Vaginal birth after previous cesarean delivery. No. 5, July 1999 (replaces practice bulletin no. 2, October 1998). Clinical management guidelines for obstetrician–gynecologists. *Int J Gynaecol Obstet*. 1999;66:197–204.

[9] Catanzarite VA, Mehalek KE, Wachtel T, Westbrook C. Sonographic diagnosis of traumatic and later recurrent uterine rupture. *Am J Perinatol*. 1996;13:177–80.

[10] Farmer RM, Kirschbaum T, Potter D, Strong TH, Medearis AL. Uterine rupture during trial of labor after previous cesarean section. *Am J Obstet Gynecol*. 1991;165(4): 996–1001.

[11] Miller DA, Diaz FG, Paul RH. Vaginal birth after cesarean: A 10–year experience. *Obstet Gynecol*. 1994;84(2):255–8.

[12] Nkemayim DC, Hammadeh ME, Hippach M, Mink D, Schmidt W. Uterine rupture in pregnancy subsequent to previous laparoscopic electromyolysis. Case report and review of the literature. *Arch Gynecol Obstet*. 2000; 264(3):154–6.

[13] Phelan JP. Uterine rupture. *Clin Obstet Gynecol*. 1990; 33:432.

[14] Turner MJ. Uterine rupture. *Best Pract Res Clin Obstet Gynaecol*. 2002;16:69–79.

[15] Landon MB, Hauth JC, Leveno KJ et al. Maternal and perinatal outcomes associated with a trial of labor after prior cesarean delivery. *N Engl J Med*. 2004;351:2581–9.

[16] Khabbaz AY, Usta IM, El–Hajj MI, Abu–Musa A, Seoud M, Nassar AH. Rupture of an unscarred uterus with misoprostol induction: Case report and review of the literature. *J Matern Fetal Med*. 2001;10:141–5.

[17] Chauhan SP, Martin JN, Henrichs CE et al. Maternal and perinatal complications with uterine rupture in patients who attempted vaginal birth after cesarean delivery, review of the literature. *Am J Obstet Gynecol*. 2003;189:408–17.

[18] Guise JM, McDonagh M, Osterweil P et al. Systematic review of the incidence and consequences of uterine rupture in women with previous caesarean section. *BMJ* 2004; 329:1–7.

[19] Ramphal SR, Moodley J. Antepartum uterine rupture in previous caesarean sections presenting as advanced extrauterine pregnancies: Lessons learnt. *Eur J Obstet Gynecol Reprod Biol*. 2009;143(1):3–8.

[20] Padhye SM. Rupture of the pregnant uterus: A 20 year review. *Kathmandu Univ Med J*. 2005;3:234–8.

[21] Ofir K, Sheiner E, Levy A, Katz M, Mazor M. Uterine rupture: Risk factors and pregnancy outcome. *Am J Obstet Gynecol*. 2003;189:1042–6.

[22] Zwart JJ, Richters JM, Ory F et al. Uterine rupture in The Netherlands: A nationwide population–based cohort study. *BJOG* 2009;116:1069.

[23] Halperin ME, Moore DC, Hannah WJ. Classical versus low–segment transverse section: Maternal complications and outcome of subsequent pregnancies. *Br J Obstet Gynaecol*. 1988;95:990–6.

[24] Parker WH, Lacampo K, Long T. Uterine rupture after laparoscopic removal of a pedunculated myoma. *J Minim Invasive Gynecol*. 2007;14:362–4.

[25] Khabbax AY, Usta IM, El–Hajj MI, Abu–Musa A, Seoud M, Nassar AH. Rupture of an unscarred uterus with misoprostol induction: Case report and review of literature. *J Maternal Fetal Med*. 2001;10:141–5.

[26] Plaut MM, Schwartz ML, Lubarsky SL. Uterine rupture associated with the use of misoprostol in the gravid patient with a previous caesarean section. *Am J Obstet Gyncecol*. 1999;180:1535–42.

[27] Ritchie EH. Pregnancy after rupture of the pregnant uterus. A

report of 36 pregnancies and a study of cases reported since 1932. *J Obstet Gynecol Br Common*. 1971;78:642–8.
[28] Lim AC, Kwee A, Bruinse HW. *Pregnancy after uterine rupture: A report of 5 cases and a review of the literature. Obstet Gynecol Surv*. 2005;60(9):613–7.
[29] Graziosi GCM, Bakker CM, Brouwers HA et al. [Elective cesarean section is preferred after the completion of a minimum of 38 weeks of pregnancy]. *Ned Tijdschr Geneesk*. 1998;142:2300–3.
[30] Wax JR, Herson V, Carignon E et al. Contribution of elective delivery to severe respiratory distress at term. *Am J Perinatol*. 2002;19:81–6.
[31] Fox NS, Gerber RS, Mourad M, Saltzman DH, Klauser CK, Gupta S, Rebarber A. Pregnancy outcomes in patients with prior uterine rupture or dehiscence. *Obstet Gynecol*. 2014;123(4):785–9.
[32] Keefer FJ, Walss–Rodriguez R. Successful pregnancy following repair of a ruptured uterus. *W V Med J*. 1975;71: 316–9.
[33] Onyemeh AU, Twomey D. The consecutive management of uterine rupture. *Trop J Obstet Gynaecol*. 1988;1:80–1.
[34] Akhtar N, Parveen T, Sayee S, Begum F. Rupture of primigravid uterus and recurrent rupture a case report. *BSMMU J*. 2013;6(2):168–71.
[35] Chibber R, El–Saleh E, Al Fadhli R, Al Jassar W, Al Harm J. Uterine rupture and subsequent pregnancy outcome—How safe is it? A 25–year study. *J Matern Fetal Neonatal Med*. 2010;23(5):421–4.
[36] Al Sakka M, Dawdah W, Al Hassan S. Case series of uterine rupture and subsequent pregnancy outcome. *Int J Fertil*. 1999;44:293–300.
[37] Frank ZC, Lee VR, Caughey AB. Timing of delivery in women with prior uterine rupture: A decision analysis. *J Matern Fetal Neonatal Med*. Apr 15, 2019:1–7. doi:10.1080/14767058.2019.1602825.

第 10 章　死产史女性的管理

Approach to women with previous intrapartum stillbirth

Bharti Sharma　著

龚　洵　译

一、死产的背景和发生率

全球平均每年大约发生 260 万例死胎，近 50%（120 万）属于死产，而死产中 98% 发生在中低收入国家[1, 2]。大多数死产是由产程中和胎儿娩出时发生的并发症造成的，包括产程延长或梗阻性分娩、脐带脱垂、产伤、肩难产、先露异常和新生儿窒息。死产的发生率直接体现了分娩期间对孕妇和新生儿护理的医疗质量。在世界范围内，尤其在中低收入国家，4500 万新生儿出生时没有熟练的接生人员，占总出生数的 34%[3-5]。

二、定义

死胎的定义是妊娠 20 周以后或出生体重大于 500g 新生儿出生时没有生命体征。世界卫生组织认为，妊娠 28 周及以后或出生体重大于 1000g 胎儿死亡为死胎。根据胎儿死亡的时间，死胎又分产前胎儿死亡和死产。死产是指胎儿死亡发生在分娩发动后至出生前。

三、死亡原因分类

有多种死胎分类系统，最近世界卫生组织推荐一个新的分类系统，即国际疾病分类法的第 10 版围产儿死亡（International Classification of Diseases, Tenth Revision–Perinatal Mortality，ICD–PM）[6]。ICD–PM 分类系统是通过死亡时间和母胎原因进行死产分类的一种多层次的方法。文中（表 10–1 和表 10–2）显示了 ICD–PM 中死产部分。分类由 7 个亚组组成，和死产时的母体状况相关。产时是评估母亲和胎儿并找到导致胎儿实际死亡原因的最佳时机。了解胎儿实际死亡原因不仅有助于临床医生管理再次妊娠，同时也可以为产妇提供咨询和丧子之痛的心理支持和预防策略。死产总是被归因为不理想的护理、疏忽或者一些产时并发症，这并不完全正确，特别是在资料有限的情况下，这就是评估母体和胎儿状况同等重要（表 10–3）的原因。例如，在患有自身免疫性血小板减少症的女性中有报道，发生死产是由于分娩时胎儿突发性颅内出血（胎儿血小板减少）。但确诊要全面

表 10-1 国际疾病分类法（ICD-PM）

死产——胎儿原因		
死 产		ICD-10 代码
I_1	先天性畸形、变异和染色体异常	Q00～Q99
I_2	产伤	P10～P15
I_3	急性产时事件	P20.1、P20.9（胎儿窘迫）
I_4	感染	P35、P37、P39、A50
I_5	其他特殊的产时异常（胎儿失血、颅内非创伤性出血、胎儿和新生儿溶血性疾病、胎儿水肿、其他）	P50、P52、P55、P56、P60、P61、P70、P96 和杂项
I_6	与胎儿生长相关的异常（胎儿生长受限和胎儿营养不良，与早产和低出生体重、过期妊娠和巨大儿相关的异常）	P05、P07、P08
I_7	未指定的原因	P95

引自 World Health Organization(WHO). *The WHO Application of ICD-10 to Deaths during the Perinatal Period:ICD-PM*. Geneva, Switzerland: WHO; 2016.

表 10-2 与胎儿死亡相关的母体原因

与胎儿死亡相关的母体原因		常见原因	ICD-10 代码
M_1	胎盘、脐带和胎膜并发症	胎盘早剥、前置胎盘	P02
M_2	母体妊娠期并发症	胎膜早破、多胎妊娠、羊水过少	P01
M_3	其他分娩并发症	先露异常（臀位），器械助产并发症	P03
M_4	母体医疗和手术情况	妊娠高血压疾病（子痫前期、妊娠高血压、子痫）、糖尿病、贫血、感染	P00
M_5	无母体情况（健康母亲）		

引自 World Health Organization（WHO）. *The WHO Application of ICD-10 to Deaths during the Perinatal Period:ICD-PM*. Geneva, Switzerland: WHO; 2016.

表 10-3 胎儿死亡时母体和胎儿评估

母体评估	出生后胎儿评估
再次回顾病史（现有症状、孕产史、既往史），寻找危险因素	检查胎儿、胎盘和脐带的外观，寻找任何外观可见的出生缺陷或产伤
所有检查项目 • 全血细胞计数 • 生化包括胆盐 • 凝血功能 • 血型和抗体滴度 • 血红蛋白电泳 • 随机血糖 • 糖化血红蛋白 • 甲状腺功能 • Kleihauer-Betke 实验 • 病毒、梅毒、热带病血清学检测	检查项目 • 脐带血 ABG、血象、血小板计数 • X 线 • 尸检，包括组织病理学检查 • 胎儿和胎盘微生物学

（续表）

母体评估	出生后胎儿评估
选择性检查项目 • 母体细菌学——母体发热、流感样症状 • 羊水异常，经阴道长期渗漏 • 母体易栓症筛查 • 抗红细胞抗体血清学 • 母体抗 Ro 和抗 SSB 抗体 • 母体同种免疫抗血小板抗体 • 父母的染色体核型 • 胎儿不平衡易位 • 其他胎儿非整倍体异常 • 尸检胎儿异常 • 无法解释的死产史	选择性检查项目 • 胎儿和胎盘组织核型（选择性检查）

ABG. 动脉血气

地检查母体和胎儿，即母体自身免疫检查、胎儿脐带血血小板计数、胎儿核磁共振，或通过尸检来确定颅内出血。按 ICD–PM 分类，此次死产被归为 I_3– 急性产时事件和母体情况，M_4– 母体医学异常。所以应该在知情同意的情况下进行胎儿尸检和胎盘检查。

有死产史女性的管理方法（表 10–4）

1. 孕前保健

有死产史的女性与活产史的女性相比，再次妊娠出现不良妊娠结局的风险更高，如早产、胎盘早剥、低出生体重和死产。既往死产史是一个重要的危险因素，再发风险取决于死亡原因。因此，确定既往死产的原因对再次妊娠的孕期保健至关重要。针对此类女性做孕前保健的时候，体格检查和询问孕产史、既往史和病历资料是非常重要的。如果既往没有确定死产的原因，就要回顾尸检和胎盘检查报道，并分析造成胎儿死亡最可能的原因。有基础疾病的女性，如糖尿病、高血压、吸烟、肥胖等，建议病情稳定后妊娠。死产是由于产时并发症如产伤和急性产时事件造成的，再次妊娠时应给予全面细致的产科护理，并由经验丰富的助产人员接生。对于不明原因的死产，建议按胎盘原因进行管理[7, 8]。

2. 再次妊娠的保健

有死产史的女性再次妊娠时应该在三级医疗中心产检或向有经验的医生寻求帮助。同时给予细致的护理，必要时给予药物帮助缓解再发死产的焦虑[7–9]。

3. 妊娠期医学干预

由于不适当的护理、产伤或脐带脱垂导致的死产是非复发性的，这些孕妇不需要任何特殊的医疗干预。但有胎盘功能不全或胎儿生长受限或子痫前期病史的患者使用小剂量的阿司匹林可能会获益。推荐妊娠 16 周前开始使用小剂量的阿司匹林并持续至分娩前。由于出生缺陷导致的死产史孕妇需行遗传学咨询，神经管缺陷病史的患者应在孕前开始补充叶酸。因此根据前次死产的原因，对每一位患者都应该进行个体化管理[7–9]。

表 10-4　有死产史女性的管理方法[7-9]

阶段	管理方法
产前保健	• 详细的病史和临床检查 • 回顾记录（尸检结果、胎盘检查报告、核型） • 分析既往死产的原因 • 排除潜在的慢性疾病：高血压、糖尿病、甲状腺疾病 • 补充叶酸 • 为患者及其家属提供安慰和社会心理支持
再次妊娠期	
早期妊娠	• 超声确认妊娠和预产期 • 继续服用叶酸，有指征的服用小剂量阿司匹林 • 非整倍体筛查（11～13 周） • 葡萄糖耐量试验，甲状腺功能 • 为孕妇及其家属提供安慰和社会心理支持
中期妊娠	• 二级超声检查（宫颈功能不全或早产相关死产病史的患者监测宫颈长度） • 非整倍体筛查 • 子宫动脉多普勒（可选） • 为孕妇及其家属提供安慰和社会心理支持
晚期妊娠	• 葡萄糖耐量试验（晚期妊娠 /24～28 周） • 超声用于连续监测胎儿生长发育（28 周后，每 2 周 1 次） • 每日胎动计数（28 周） • 无应激实验（可选） • 为孕妇及其家属提供安慰和社会心理支持
分娩	• 妊娠 37～39 周催产
分娩方式	• 孕妇知情同意后建议阴道分娩 • 有催产禁忌的孕妇剖宫产

4. 产前检查

初次常规产检时辅助检查包括血象检查、感染筛检（人体免疫缺陷病毒、乙肝表面抗原、丙型肝炎病毒、梅毒血清学）、血型、血红蛋白电泳、甲状腺功能检测和葡萄糖耐量试验（glucose tolerance test，GTT）[7-9]。此外，建议行非整倍体筛查 [两联筛查，超声波检查颈项透明层厚度（nuchal thickness，NT）与鼻骨，四联筛查]。胎盘发育异常和早产导致死产的病例复发最常见。有一些生化参数如血浆相关胎盘蛋白 A（plasma-associated placental protein-A，PAPP-A）值低和子宫动脉多普勒异常与死产有关[10, 11]。但因为预测价值不高，不建议常规进行这些检测。

5. 产前监测

建议适当增加产前检查频率，加强孕期监测和心理辅导。研究发现有死产史的孕妇分娩低出生体重儿的风险增加。因此除了适当增加的产检频率，还需要额外的超声检查连续监测胎儿生长情况以早期发现胎儿生长受限。美国妇产科协会（ACOG）建议在 32～34 周开始产前监测，而加拿大妇产科医师协会（SOGC）建议在 28 周或在既往死产孕周前开始监测 [8, 9]。不推荐每次产检进行常规的生物物理评分，但胎儿生物测定应每隔 2 周进行 1 次。

6. 每日胎动计数的作用

妊娠 28 周后的孕妇每天应常规计数胎动，推荐有死产史的孕妇严格执行。Cochrane 综述（2015 年）认为计数胎动不能降低围产期死亡率 [12, 13]。然而 Tveit 等认为胎动计数作为一种“自我筛选”方法，可以减少死产的发生 [14]。

7. 分娩时机

确定有死产史女性的分娩时机对孕妇本人和医生都很困难。医生必须缓解孕妇的担忧，并综合考虑医源性早产和胎儿安全的风险。到目前为止终止妊娠孕周还没有达成共识，早期足月（37 周）到足月（39 周）都可以催产。理想情况下每个患者都应该个体化管理，39 周计划催产前考虑既往死产的孕周、既往分娩的情况和母亲的精神状态。应该清楚地告知孕妇和家属 39 周前引产相关的新生儿并发症，如短暂的新生儿呼吸急促、需要入住新生儿重症监护室和远期脑瘫的概率。

8. 分娩方式

虽然分娩方式与围产儿死亡率，发病率或母体的心理疾病发生率无关，但有死产史的孕妇一般会选择计划性剖宫产。医生应该详细地向孕妇解释剖宫产和阴道分娩的优缺点，由孕妇和医生共同决定分娩方式 [7–9]。

9. 丧子关怀和社会心理关怀

死产是一个毁灭性的事件，不仅影响产妇本人，还影响她们的家庭和社会。心理上的影响表现为焦虑、抑郁、悲伤、应对困难及创伤后应激并持续到产后。这些女性在孕期需要情感和社会心理支持，但一些研究表明这些心理社会需要并没有得到充分满足，因为医护人员更加强调预防并发症而忽视情感支持 [15, 16]。

四、结论

从死产发生时直到再次妊娠，有死产史的女性需要个性化、持续性的医疗和社会心理护理。根据死产原因、目前的妊娠并发症和精神状态，每位患者都要个体化护理。分娩时机和方式应在现有证据的基础上知情选择，由孕妇和医生共同决定。

参考文献

[1] Lawn JE, Yakoob MY, Haws RA, Soomro T, Darmstadt GL, Bhutta ZA. 3.2 million stillbirths: Epidemiology and overview of the evidence review. *BMC Pregnancy Childbirth*. 2009;9(Suppl 1):S2.

[2] Lawn J, Shibuya K, Stein C. No cry at birth: Global estimates of intrapartum stillbirths and intrapartum–related neonatal deaths. *Bull World Health Organ*. 2005;83(6):409–17.

[3] World Health Organization (WHO). *Neonatal and Perinatal Mortality. Country, Regional and Global Estimates*. Geneva, Switzerland: WHO; 2006.

[4] Skill Birth Attendants. https://www.who. int /gho/maternal_health/skilled_care/skilled_birth_attendance_text/en/

[5] Darmstadt GL, Lee AC, Cousens S et al. 60 Million non–facility births: Who can deliver in community settings to reduce intrapartum–related deaths? *Int J Gynaecol Obstet*. 2009;107(Suppl 1):S89–112.

[6] World Health Organization (WHO). The WHO Application of ICD–10 to Deaths during the Perinatal Period: ICD–PM. Geneva, Switzerland: WHO; 2016.

[7] Ladhani NN, Fockler ME, Stephens L, Barrett JF, Heazell AE.

No. 369—Management of pregnancy subsequent to stillbirth. *J Obstet Gynaecol Canada*. 2018;40(12):1669–83.
[8] Royal College of Obstetricians and Gynaecologists (RCOG). Late Intrauterine Fetal Death and Stillbirth. No. 55 Green–top guidelines. London, UK: RCOG; 2010.
[9] American College of Obstetricians and Gynecologists. ACOG Practice Bulletin No. 102: Management of stillbirth. *Obstet Gynecol*. 2009;113(3):748–61.
[10] Mastrodima S, Akolekar R, Yerlikaya G, Tzelepis T, Nicolaides KH. Prediction of stillbirth from biochemical and biophysical markers at 11–13 weeks. *Ultrasound Obstet Gynecol*. 2016;48:613–7.
[11] Kumar M, Singh S, Sharma K, Singh R, Ravi V, Bhattacharya J. Adverse fetal outcome: Is first trimester ultrasound and Doppler better predictor than biomarkers? *J Matern Fetal Neonatal Med*. Jun 18, 2017;30(12):1410–6.
[12] Mangesi L, Hofmeyr GJ, Smith V, Smyth RM. Fetal movement counting for assessment of fetal wellbeing. *Cochrane Database of Syst Rev*. 2015;(10).
[13] Winje BA, Wojcieszek AM, Gonzalez–Angulo LY et al. Interventions to enhance maternal awareness of decreased fetal movement: A systematic review. *BJOG* 2016;123: 886–98.
[14] Tveit JV, Saastad E, Stray–Pedersen B et al. Reduction of late stillbirth with the introduction of fetal movement information and guidelines—A clinical quality improvement. *BMC Pregnancy Childbirth*. 2009;9(1):32.
[15] Caelli K, Downie J, Letendre A. Parents' experiences of midwife–managed care following the loss of a baby in a previous pregnancy. *J Adv Nurs*. 2002;39:127–36.
[16] Cote–Arsenault D, Schwartz K, Krowchuk H, McCoy TP. Evidence–based intervention with women pregnant after perinatal loss. *MCN Am J Matern Child Nurs*. 2014;39:177–86; quiz 87–8.

第 11 章 肩难产的妊娠管理

Management of pregnancy with a history of shoulder dystocia and difficult delivery

Seema Chopra 著

吴媛媛 石鑫玮 译

一、概述

肩难产是指胎头娩出后给予常规的向下牵引无法娩出胎肩。据报道其发生率为 0.2%～3%，这种产科急症发生的主要原因通常是巨大儿和孕妇糖尿病 [1, 2]。文献中对于肩难产还有一种定义是指在阴道分娩时胎头娩出后除向下牵引之外还需要借助其他手法娩出胎肩。客观上，当胎头和胎体娩出时间间隔超过 60s 就可以诊断 [3]。

通常，肩难产发生于胎头娩出后耻骨联合阻碍前肩进一步下降时，有时后肩也会受到母体骨盆中骶骨岬的阻碍。肩难产的患者产后出血（11%）和会阴损伤（3.6%）的发病率增加。尽管在大量此类病例中没有发生胎儿重大损伤，但肩难产有时造成新生儿损伤，如臂丛神经损伤（BPI）和骨损伤（如锁骨和肱骨骨折）。通常没有长期并发症继发于这些事件 [4]。膈肌麻痹、面神经和交感神经丛损伤导致的 Horner 综合征偶尔与臂丛损伤一起发生 [5]。罕有胎儿 [6, 7] 前臂骨骼螺旋骨折和喉神经麻痹的报道。

2.3%～16% 的肩难产分娩发生胎儿臂丛神经损伤。不幸的是，在大约 10% 的这类病例中发生更糟的永久性神经损伤，而大多数病例不会导致任何长期残疾 [8]。在英国和爱尔兰每 1000 例活产中有 0.43 例发生肩难产，而且最常见的医疗纠纷与肩难产有关。在英国这是因产科并发症而提起诉讼的第三大常见原因。据国家卫生服务诉讼管理局（NHSLA）[9] 报告，其中 46% 的发生是不恰当地处置造成的。同时也有人强调保健专业人员在困难的阴道分娩期间过度牵引可能不是唯一的致病因素，因为有很强的证据表明产妇产力在分娩中的作用 [10]。

肩难产存在两个主要问题：首先，尽管有某些可能识别的危险因素，如多次分娩和出生体重增加、妊娠期间母体体重增加、前次巨大儿和母体糖尿病，但肩难产仍是不容易预测的；其次，对于疑似巨大儿 [1] 的孕妇择期引产也不可能预防难产。

虽然产前和产时的各种危险因素可能导致肩难产，但这些因素无论单独还是联合其阳性预测值均不高，因为它们仅仅只能预测 16% 的导致新生儿发病的肩难产病例 [11]。即使是一个高预测值的胎儿体重也不能预测在哪种情况下阴道分娩将发生肩难产，这是因为胎儿的准确测量评估是不容易做到的，而且大多数出生体重为 4500g 的胎儿都会顺利地被分娩 [12]。相反，几乎 50% 的肩难产发生在小于 4000g 的婴儿中[13]。当比较分娩相同出生体重婴儿的糖尿病母亲与非糖尿病母亲时，肩难产风险在前者[11]增加了 2 倍。在评估肩难产与出生体重和母亲糖尿病的关系时，大多数病例发生在非糖尿病女性分娩的正常大小的婴儿中；从一项 221 例肩难产的研究中同样可以看出，50% 以上的婴儿出生体重低于 4000g，80% 的母亲不患有糖尿病[14]。同样，无论在孕妇糖尿病还是疑似巨大儿中，只有 50% 的病例可以准确预测。文献指出产科危险因素的单独或联合存在，如过高的孕前体重或妊娠体重增加、器械助产、催产素的诱导分娩或增强、分娩镇痛、第二产程的并发症（无论是停滞还是延长），都不能预测出哪些病例会发生肩难产[15]。有肩难产病史的女性在随后的阴道分娩[16]中，再次肩难产的风险增加。

二、高危因素

（一）糖尿病

与非糖尿病孕妇相比，糖尿病孕妇的婴儿出生体重增加，因此有非常高的可能性发生肩难产[17]。糖尿病孕妇的胎儿生物测量不同于非糖尿病孕妇的胎儿，在前者尤其是胸头比和肩头比更高，显著增加了难产的风险，而与估计的胎儿体重 / 出生体重不足 4000g 无关[18]。一个重要的生化指标是 75g 2h OGTT 试验中葡萄糖水平超出正常范围，这是巨大儿和肩难产从而导致不良妊娠结局的危险因素[19]。

（二）既往肩难产

既往肩难产是再发的危险因素。尽管文献报道，在不同的研究中肩难产再发的发生率至少为 10%（1%～16.7%），回顾性研究[13, 16, 20]报道其再发风险为 1%～25%。因为很少建议有难产或新生儿产伤史的孕妇尝试顺产，所以很难确定其真实风险。建议评估既往有肩难产病史患者的可能危险因素，并制订相应的分娩预案。在做最后决定之前应审查临床记录的可用病史、未来生育计划和目前妊娠的分娩方式偏好。尽管文献不推荐选择性剖宫产来预防本次妊娠的肩难产，但与患者讨论剖宫产的相关风险和可能的益处仍是必要的。

（三）巨大儿作为肩难产的危险因素和预防巨大儿的可能措施

大多数所述的危险因素对肩难产发病率的预测很弱，在接近 50% 的肩难产分娩中没有找到可识别的危险因素，因此没有根据临床情景制订指南[33]。巨大儿被认为是可能导致肩难产的危险因素之一。它被分为绝对出生体重超过 4000g、4500g 或 5000g，或根据列线图相应胎龄体重百分位数分别为超过 90%、95% 或 97%。据报道，以前分娩过体重超过 4500g 婴儿的孕妇肩难产的再发率高达 32%，而第一次分娩正常出生体重婴儿的孕妇其肩难产发生风险低至 0.3%。妊娠前体重、妊娠期间体重的增加、分娩时的胎龄和碳水化合物代谢的改变等与肩难产相关的母体因素被认为是出生体重的潜在可改变的预测因素。在这些诱发因素中，糖代谢改变被认为是最重要的也是最适合干预的因素。美国预防服务工作队和美国国立卫生研究院提出妊娠期糖尿病的治疗可以降低高出生体重胎儿的比例（RR=0.50%，95%CI 0.35～0.71）和肩难产的风险（RR=0.42%，95%CI 0.23～0.77）[34]。糖尿病母亲的新生儿出生体重在第 95 百分位数以上高达 35%。高血糖和不良妊娠结局（HAPO）

研究显示，孕妇在24～32孕周的血糖水平与产前并发症（如子痫前期）的增加及不良围产期结局（如出生体重大于第90百分位数）呈明显正相关，这进一步增加了肩难产和出生损伤、需剖宫产终止妊娠及新生儿低血糖[19]的风险。孕前糖尿病女性除了良好但不严格的血糖控制外还有多种代谢因素都可能导致巨大儿，因此，这一人群中巨大儿和肩难产的发生率可能[35]不会显著降低。

三、肩难产是否可以预测

在近50%的肩难产分娩中无法确定危险因素，即使这些危险因素存在也仅能预测不超过10%的肩难产[15]。如果在随后的妊娠允许阴道分娩的情况下，有许多因素可能有助于预测肩难产的再发。Moore等的研究发现，当预期出生体重为3500g或更高时肩难产发生率增加。器械助产有时是头盆不称的间接表现，同时在随后的妊娠中可能再次头盆不称导致肩难产再次发生，因此胎吸助产的肩难产风险呈比例增加[20]。然而肩难产风险并不随着产钳助产、母体体重指数和妊娠体重增加而增加。此外，作者发现在妊娠期糖尿病时反复肩难产的风险与随后妊娠的器械助产之间没有显著的关联，这可能是因为妊娠糖尿病（GDM）女性或既往妊娠中有严重肩难产的女性在随后的妊娠中剖宫产概率增加了50%。因此除非所有这些病例都允许阴道分娩，否则反复肩难产的真实风险就无法估计。肩难产与巨大儿的关系是相对可预测的，在随后的阴道分娩中肩难产的风险为13.8%[21]。

在糖尿病女性中，为了防止分娩过程中肩难产引起的永久性神经损伤这一并发症，利用决策分析模型发现，若只考虑估计的出生体重超过4500g作为分娩方式的截断，那么443名具有这种危险因素的女性将不得不进行剖宫产[22]；在非糖尿病女性中，需要扩大观察样本量，即3695次剖宫产才能达到同样的结果。因此，在非糖尿病女性中，选择剖宫产的阈值体重为5000g，可以防止至少20%的肩难产而不增加总剖宫产率，因为在此出生体重时，50%～60%的婴儿是经剖宫产分娩的[23]。将出生体重作为危险因素加入考虑时，通过肩难产处理流程防止肩难产时发生臂丛神经的长期损伤是可以做到的。

第二产程延长作为肩难产的预测因子

胎儿估计体重为4000～4500g的糖尿病女性或胎儿估计体重为5000g的非糖尿病女性阴道分娩时第二产程延长，因此，阴道分娩手术发生率的增加可以预测这些女性肩难产的风险。分娩期原则上在高于骨盆出口时选择剖宫产手术终止妊娠以防止肩难产的发生[3]。第二产程延长或停滞均不能准确地预测肩难产或新生儿损伤的发生。将276例肩难产病例与600例对照组进行比较，她们有相似的妊娠结局，即使在糖尿病女性或疑似巨大儿中也是如此。重要的是，主治医生要充分意识到在分娩中肩难产的危险因素并做好预案和相关准备[36]。

在妊娠前糖尿病孕妇中，应根据相关的孕期和围产期风险指导分娩时机和方式，而不仅仅宣教肩难产的风险。有两项研究讨论了在妊娠糖尿病女性和估计出生体重4000～4500g的母亲妊娠39周时择期引产的利弊，即新生儿呼吸窘迫的风险和需要重症监护的风险增加，而肩难产的风险下降。在一项系统性回顾分析中记录了类似的观察，包括这项试验和四个观察性研究，这些研究支持在积极干预（引产、剖宫产）的情况下，巨大儿和相关并发症的发生率降低。但研究设计存在异质性，因此关于选择择期引产、剖宫产术与期待治疗的标准及干预的胎龄尚无一致结论[37]。

四、肩难产的预防

（一）疑似巨大儿时预产期前计划性引产是否有用

回顾性队列研究没有一致显示在怀疑巨大儿或糖尿病女性中选择性引产可以降低肩难产的风险。因为缺乏足够的数据支持计划性引产较等待自然分娩更有获益，美国妇产科医师学会[2]和 Cochrane 系统回顾[24]也不建议在可疑的巨大儿中不考虑胎龄而选择引产，除非有医学指征引产[25, 26]。关于引产的进一步研究应阐明终止妊娠的最佳胎龄，还应关注巨大儿的诊断工具，以提供更好和更准确地诊断从而降低肩难产[24]的发生率。

（二）选择剖宫产在疑似巨大儿预防肩难产的作用

大多数专家认为在有确切危险因素的情况下选择性剖宫产是合适的，这降低了在允许阴道分娩时肩难产相关长期并发症的发病率。虽然这将预防一些肩难产及其相关并发症，但文献也表明各种相关危险因素（包括那些实际导致新生儿并发症的因素）的预测价值较低，因此，预防并不总能成功[27]。众所周知，大多数疑似巨大儿在阴道分娩时不发生难产。因此，对所有此类胎儿进行剖宫产以降低这种并发症的发生率，将导致不可接受的高剖宫产率。考虑到 4500g 或更高出生体重的超声评估对诊断巨大儿的可预测性及其对剖宫产作为预防措施的影响，基于这两点，有两份这类报道分析发现，3695 例预防性剖宫产有助于预防一例新生儿永久性 BPI，每例此类结果的额外费用为 870 万美元[22]。

五、产科医生在肩难产管理中的作用

文献检索显示，很少有科学数据推荐在所有肩难产[28]的情况下进行常规会阴切开术(图 11–1)。关于产科医生在这种具有挑战性情况下的作用，文献不赞成用某一种特定策略来管理这种并发症。试验数据表明，新生儿 BPI 并发症可能是由于进行肩部操作的动作导致臂丛神经[2]的牵拉。在分娩时发生肩难产，有很多手法可以使用。第一个应该实施的动作是 McRoberts 的动作，因为它非常简单，只需要将母体大腿过度屈曲到她的腹部。在大量病例中，它是成功的，通常可以在不给婴儿和产妇[29]造成太多创伤的情况下将肩部娩出。同时，由助手用手掌在耻骨联合上加压，进行诱导和旋转，将前肩向下和横向旋转以解决其梗阻。使用腹压会加重肩部受压，不恰当的力量可能造成子宫破裂，因此，在以上这些情况下，不应在任何时候使用这种方法[12]。如果仍然不成功，人们可以尝试娩出后肩而不是前肩，这已被证明在缓解难产、实现阴道分娩方面是非常成功的[30]。在几乎所有这种情况下，借助这些手法可以在不到 5min 的时间内解决肩难产[29]。

偶尔，如果有严重的肩难产，肩部无法通过这些简单的手法来娩出。在这种罕见和困难的情况下可以考虑 Zavanelli 手法，即将手伸入阴道辅助然后进行剖宫产。这种手法与显著的胎儿发病率

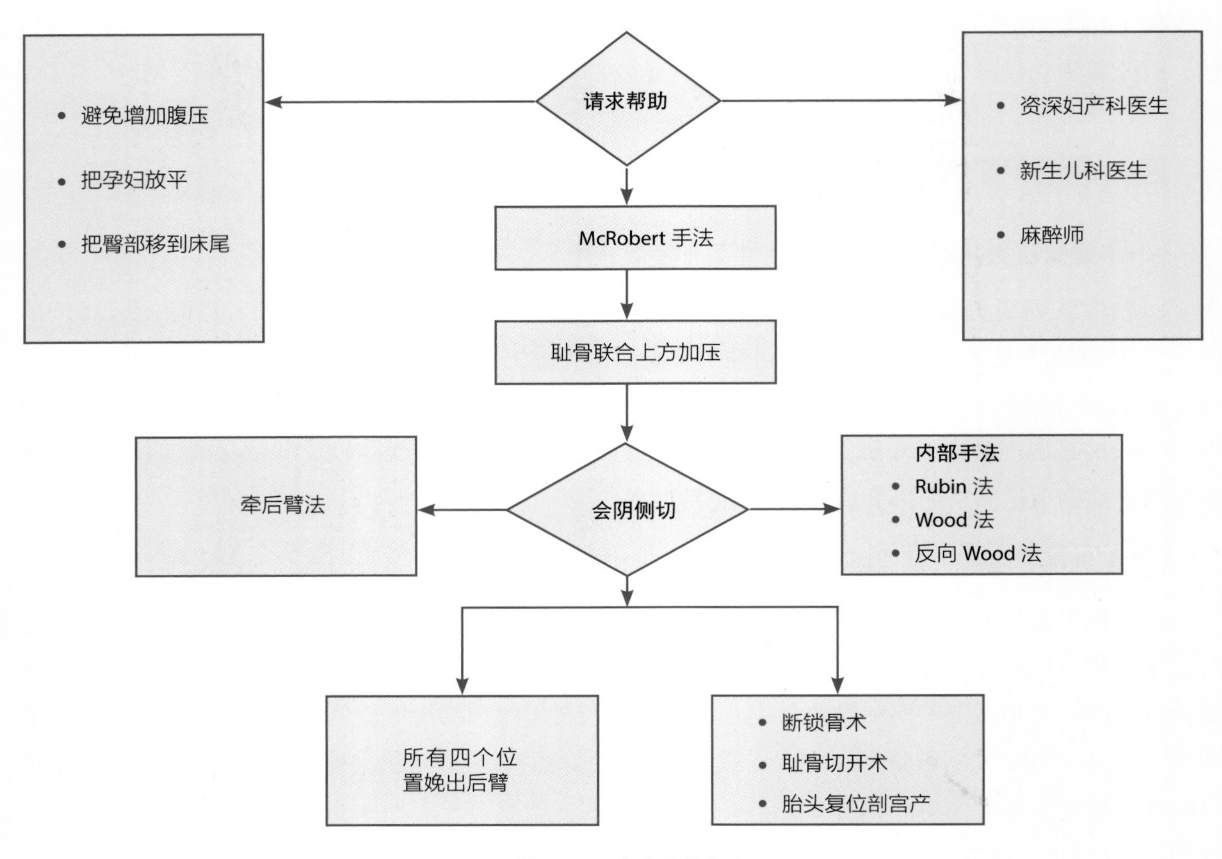

▲ 图 11-1 肩难产的处理

和死亡率及产妇发病率有关，但可能不得不用于治疗肩难产[31]的严重病例。另一个较少使用的方法是腹部抢救，即行子宫切开后手动通过子宫切口转动前肩然后阴道分娩[32]。有时接生的产科医生会主动施压将胎儿锁骨钩出造成骨折减少双肩峰直径以促进分娩，但这并不容易进行而且有可能伤到其下面的各种结构。随着减轻肩部压力所需的手法次数的增加，神经并发症的发生率也相应增加。在一项关于 2018 例肩难产分娩的大型多中心研究中，所有 6 例缺氧缺血性脑病都与使用五种以上的手法有关，从头部娩出到身体其余部分娩出的平均时间为 10.75min（3～20min）[30]。因此建议及时记录重要的事实、发现、在难产处理中开展的各种手法操作及其效果。建议在产房进行模拟演练和展示肩难产操作流程，以改善产房团队之间的沟通和手法的有效使用从而降低 BPI 的发生率。

六、结论

尽管有许多众所周知的、确定的肩难产危险因素，但任何一种或多种因素对肩难产的预测价值都不高。产科主治医生应该熟知这些危险因素以预测高风险女性肩难产的发生。产房小组成员间应有良好的沟通，肩难产处理流程应明显展示在产房以备随时取用。对于既往分娩时有产伤史、再次妊娠估计胎儿出生体重≥ 4000g、妊娠糖尿病、母体高 BMI 和拉丁美洲族裔的孕妇，人们应该警惕肩难产的可能。在产科医生的持续、继续教育中，应鼓励模拟演练以便在阴道分娩中遇到肩难产时取得良好的结果。

参考文献

[1] Poujade O, Azria E, Ceccaldi PF et al. Prevention of shoulder dystocia: A randomized controlled trial to evaluate an obstetric maneuver. *Eur J Obstet Gynecol Reprod Biol*. 2018;227:52–9.
[2] American College of Obstetricians and Gynecologists. Shoulder dystocia. Practice Bulletin No. 178. *Obstet Gynecol*. 2017;129: e123–33.
[3] Royal College of Obstetricians and Gynaecologists (RCOG). *Shoulder Dystocia*. Green–top Guideline No. 42, 2nd ed. London, UK: RCOG; 2012, updated February 2017.
[4] Gherman RB, Ouzounian JG, Incerpi MH, Goodwin TM. Symphyseal separation and transient femoral neuropathy associated with the McRoberts' maneuver. *Am J Obstet Gynecol*. 1998;178:609–10.
[5] American College of Obstetricians and Gynecologists (ACOG). *Neonatal Brachial Plexus Palsy*. Washington, DC: ACOG; 2014.
[6] Thompson KA, Satin AJ, Gherman RB. Spiral fracture of the radius: An unusual case of shoulder dystocia–associated morbidity. *Obstet Gynecol*. 2003;102:36–8.
[7] Habek D. Transient recurrent laryngeal nerve paresis after shoulder dystocia. *Int J Gynecol Obstet*. 2015;130:87–8.
[8] Gherman RB, Chauhan S, Ouzounian JG, Lerner H, Gonik B, Goodwin TM. Shoulder dystocia: The unpreventable obstetric emergency with empiric management guidelines. *Am J Obstet Gynecol*. 2006;195;657–72.
[9] Menjou M, Mottram J, Petts C, Stoner R. Common intrapartum denominators of obstetric brachial plexus injury (OBPI). *NHSLA J*. 2003;2(Suppl):ii–viii.
[10] Draycott T, Sanders C, Crofts J, Lloyd JA template for reviewing the strength of evidence for obstetric brachial plexus injury in clinical negligence claims. *Clin Risk*. 2008;14:96–100.
[11] Nesbitt TS, Gilbert WM, Herrchen B. Shoulder dystocia and associated risk factors with macrosomic infants born in California. *Am J Obstet Gynecol*. 1998;179:476–80.
[12] Gross TL, Sokol RJ, Williams T, Thompson K. Shoulder dystocia: A fetal–physician risk. *Am J Obstet Gynecol*. 1987;156:1408–18.
[13] Baskett TF, Allen AC. Perinatal implications of shoulder dystocia. *Obstet Gynecol*. 1995;86:14–7.
[14] Ouzounian JG, Korst LM, Miller DA, Lee RH. Brachial plexus palsy and shoulder dystocia: Obstetrical risk factors remain elusive. *Am J Perinatol*. 2013;30:303–7.
[15] Ouzounian JG, Gherman RB. Shoulder dystocia: Are historic risk factors reliable predictors? *Am J Obstet Gynecol*. 2005; 192:1933–5; discussion 1935–8.
[16] Ouzounian JG, Gherman RB, Chauhan S, Battista LR, Lee RH. Recurrent shoulder dystocia: Analysis of incidence and risk factors. *Am J Perinatol*. 2012;29:515–8.
[17] Dildy GA, Clark SL. Shoulder dystocia: Risk identification. *Clin Obstet Gynecol*. 2000;43:265.
[18] McFarland MB, Trylovich CG, Langer O. Anthropometric differences in macrosomic infants of diabetic and nondiabetic mothers. *J Matern Fetal Med*. 1998;7:292.
[19] Coustan DR, Lowe LP, Metzger BE et al. The Hyperglycemia and Adverse Pregnancy Outcome (HAPO) study: Paving the way for new diagnostic criteria for gestational diabetes mellitus. *Am J Obstet Gynecol*. 2010;202:654.e1.
[20] Moore HM, Reed SD, Batra M, Schiff MA. Risk factors for recurrent shoulder dystocia, Washington state, 1987–2004. *Am J Obstet Gynecol*. 2008;198:e16.
[21] Caughey AB, Sandberg PL, Zlatnik MG, Thiet MP, Parer JT, Laros RK Jr. Forceps compared with vacuum: Rates of neonatal and maternal morbidity. *Obstet Gynecol*. 2006; 107: 426–7.
[22] Rouse DJ, Owen J, Goldenberg RL, Cliver SP. The effectiveness and costs of elective cesarean delivery for fetal macrosomia diagnosed by ultrasound. *JAMA*. 1996; 276:1480.
[23] Hehir MP, Mchugh AF, Maguire PJ, Mahony R. Extreme macrosomia—Obstetric outcomes and complications in birth weights >5000 g. *Aust N Z J Obstet Gynaecol*. 2015;55:42.
[24] Boulvain M, Irion O, Dowswell T, Thornton JG. Induction of labour at or near term for suspected fetal macrosomia. *Cochrane Database Syst Rev*. 2016;(5):CD000938.
[25] American College of Obstetricians and Gynecologists. Committee Opinion No. 765: Nonmedically Indicated Early–Term Deliveries and Associated Neonatal Morbidities (Joint with the Society for Maternal–Fetal Medicine). *Obstet Gynecol*. 2019;133:e156–63.
[26] Caughey AB. Should pregnancies be induced for impending macrosomia? *Lancet*. 2015;385:2557–9.
[27] Rodis JF. Shoulder dystocia: Risk factors and planning delivery of high–risk pregnancies. UpToDate Topic 4472 Version 27.0; 2019.
[28] Sagi–Dain L, Sagi S. The role of episiotomy in prevention and management of shoulder dystocia: A systematic review. *Obstet Gynecol Surv*. 2015;70:354–62.
[29] Gherman RB, Tramont J, Muffley P, Goodwin TM. Analysis of McRoberts' maneuver by x–ray pelvimetry. *Obstet Gynecol*. 2000;95:43–7.
[30] Hoffman MK, Bailit JL, Branch DW et al. A comparison of obstetric maneuvers for the acute management of shoulder dystocia. *Obstet Gynecol*. 2011;117:1272–8.
[31] Sandberg EC. The Zavanelli maneuver: 12 years of recorded experience. *Obstet Gynecol*. 1999:93:312–7.
[32] O'Shaughnessy MJ. Hysterotomy facilitation of the vaginal delivery of the posterior arm in a case of severe shoulder dystocia. *Obstet Gynecol*. 1998;92:693–5.
[33] Walsh JM, McAuliffe FM. Prediction and prevention of the macrosomic fetus. *Eur J Obstet Gynecol Reprod Biol*. 2012;162:125–30.
[34] Hartling L, Dryden DM, Guthrie A et al. Benefits and harms of treating gestational diabetes mellitus: A systematic review

and meta-analysis for the U.S. Preventive Services Task Force and the National Institutes of Health Office of Medical Applications of Research. *Ann Intern Med*. 2013; 159:123.

[35] Langer O, Rodriguez DA, Xenakis EM et al. Intensified versus conventional management of gestational diabetes. *Am J Obstet Gynecol*. 1994;170:1036.

[36] McFarland M, Hod M, Piper JM, Xenakis EM, Langer O. Are labor abnormalities more common in shoulder dystocia? *Am J Obstet Gynecol*. 1995;173:1211–4.

[37] Witkop CT, Neale D, Wilson LM et al. Active compared with expectant delivery management in women with gestational diabetes: A systematic review. *Obstet Gynecol*. 2009;113:206.

第 12 章　早期新生儿死亡史女性的妊娠管理

Management of pregnancy with one or more early neonatal deaths

Rimpi Singla　著
冯　玲　高　绚　译

一、定义

新生儿死亡定义为活产婴儿在出生 28 天内的死亡，不论出生时的孕周[1]。根据死亡时间进一步分为早期新生儿死亡（死亡发生于出生后 0～7 天）和晚期新生儿死亡（死亡发生于出生后 7～28 天）[2]。出生后 24h 内的新生儿死亡应该以存活的小时或分钟被记录下来，而那些发生在存活 24h 后或更晚的新生儿死亡应以完整的天数为单位记录[3]。

二、问题的重要性

新生儿早期对于新生儿的存活是最为关键的时期。根据 2013 年的统计，绝大多数的新生儿死亡发生于新生儿早期（36% 发生在出生后 24h 内，37% 发生在出生后 1～7 天）[2]。尽管自 1990—2013 年全球性新生儿死亡率下降了超过 40%（从每 1000 名活产儿死亡 31.9 名下降至 18.4 名）[4]，这一下降速率仍然低于 1—59 月龄儿童死亡率的下降（56%）[2]。因此，新生儿死亡成为婴儿死亡中的重要原因。2014 年联合国儿童基金会（UNICEF）的一项报告证实了新生儿死亡在 5 岁以下儿童死亡的占比从 1990 年的 37.4% 上升至 2013 年的 41.6%[2, 4]。目前的焦点是制订减少新生儿死亡的措施。需要强调的是 97%～99% 的全球新生儿死亡发生在中低收入国家（LMIC）[5]。大多数死产和新生儿死亡可以通过改进产前和产时管理进行预防。这一观点已被可持续发展目标（SDG）认可，并表示在各个国家中新生儿死亡率应该下降至每 1000 名活产儿 12 名死亡[6]。

三、病因和危险因素

死产和新生儿死亡的原因密切相关。导致大部分新生儿死亡的主要原因包括早产（30%）、感染（27%）及产时窒息（23%）（表 12–1）[7–10]。其他原因包括先天性异常（6%）、新生儿破伤风（4%）、

表 12-1 新生儿早期死亡的原因

病　因	直接原因
母体原因	
母亲低龄	早产和低出生体重
母亲营养不良	早产和低出生体重
母体内科疾病（高血压、糖尿病、贫血、心脏病等）	胎盘功能不良导致的早产、低出生体重、APH、出生缺陷
APLA 综合征	胎盘功能不良导致的早产、低出生体重
产前出血	低血容量、新生儿窒息
前置胎盘	
胎盘早剥	
母体感染性疾病（疟疾、梅毒）	胎儿宫内感染、出生缺陷、早产
未足月胎膜早破	早产、新生儿感染
未足月产	早产
绒毛羊膜炎	新生儿感染
吸烟和酗酒	胎盘功能不良、出生缺陷
分娩并发症	新生儿窒息、产伤
胎儿和新生儿原因	
早产	RDS（包括 HMD）、IVH、NEC、感染
低出生体重	
感染（肺炎、脑脊膜炎、脓毒血症）	
出生缺陷	
代谢障碍	
遗传性疾病	
SIDS	

APH. 产前出血；APLA. 抗磷脂抗体综合征；HMD. 透明膜病；IVH. 脑室出血；LBW. 低出生体重；NEC. 坏死性小肠结肠炎；PPROM. 未足月胎膜早破；RDS. 呼吸窘迫综合征；SIDS. 婴儿猝死综合征

腹泻（3%）和其他次要原因（7%）[9, 10]。在印度，大部分新生儿死亡（78%）是由早产和低出生体重（LBW）引起，其余依次为感染、产时窒息和产伤[11, 12]。早产新生儿死亡的直接原因是呼吸窘迫综合征、脑室内出血、坏死性小肠结肠炎和感染（肺炎、脓毒血症、脑膜炎）。

（一）产时窒息

由于产时窒息导致的新生儿死亡在很大程度上与产前和产时管理的缺乏相关[8, 13]。因此，产时窒息（35%～42%）和脓毒血症（28%）成了中低收入国家早期新生儿死亡的主要原因，如孟加拉国[14]。

（二）出生缺陷

导致新生儿早期死亡的常见出生缺陷包括心脏异常（左心发育不全综合征、大血管转位、严重的肺动脉狭窄、主动脉弓中断、心肌梗死）、遗传性疾病和神经管缺陷。其他原因包括代谢异常（尿素循环障碍、先天性乳酸酸中毒）、低血容量（帽状腱膜下出血、前置胎盘和胎盘早剥）及气道异常（合并喉软化症的会厌脱垂）[15]。

（三）婴儿猝死综合征

有时会出现突发的、无法预估的、无法解释的新生儿死亡，经过充分调查，包括回顾病史、记录和尸检等，仍不能解释新生儿死因，这就被归因于婴儿猝死综合征（SIDS）。SIDS 的危险因素包括袋鼠式哺育法、母乳喂养时母亲昏睡（劳累或镇静剂作用）、与看护人同睡、俯卧及母亲是初产妇[16-18]。这一类昏睡通常发生于夜晚 11 时和早晨 6 时之间，77% 发生在新生儿出生的最初 3 天。这一事件本质上可以通过对医护人员和新生儿父母的健康教育来预防。

（四）母亲年龄

早期新生儿死亡与母亲年龄（小于 20 岁）过小相关，即使调整了社会经济状态和人种特征，这一关联仍存在[19, 20]。青少年母亲有较高的早产和分娩低出生体重儿的风险[21]，原因多为营养不良、感染和高血压。

（五）母亲营养状况

母亲充足的营养状态可以降低新生儿死亡率（调节后 HR=0.4，95%CI 0.2～0.8）[14]。

（六）母亲肥胖

与正常体重指数的母亲相比，超重和肥胖的母亲有较高的风险发生围产期死亡。而严重肥胖（BMI > 35）的母亲，这种风险更显著[22, 23]。既往发生过婴儿死亡、妊娠期住院、妊娠期缺乏超声检查及新生儿转诊均被认为是新生儿死亡的相关决定性因素[24]。世界卫生健康组织发布的 2004—2008 年 23 个发展中国家母亲和围产儿的健康报告中指出，第一次妊娠中有围产儿死亡（死产或新生儿死亡）的女性更容易在下一次妊娠中经历相似的围产儿结局或分娩低出生体重儿或婴儿需要转入新生儿重症监护室[25]。

四、管理

对有早期新生儿死亡病史的女性，再次妊娠的管理应从孕前开始（图 12-1）。孕前咨询对于寻找原因（如果原因未知）、评估再发风险、改善母体健康及制订随后的妊娠计划十分重要。在孕前阶段，应仔细询问病史、回顾前次妊娠的产检资料，尤其是检查有无专业人士的管理、叶酸的摄入、妊娠期并发症及分娩孕周，这有助于发现新生儿死亡原因和诱发因素。分娩和生产的细节能协助发现不良围产儿结局的产时责任因素。新生儿科专家的病历能有效提供以下信息，出生时的

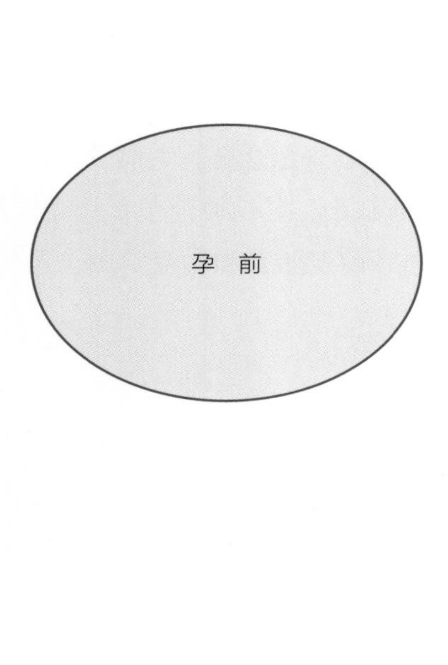

- 孕前评估
- 病史采集
- 体格检查
- 病历回顾
- *ICD-PM* 编码
- 概况和病因的咨询
- 母体健康状况管理
- 合适的妊娠间隔

- 制订产检计划
- 营养
- 接种疫苗
- 叶酸补充
- 胎儿染色体非整倍体和其他畸形的筛查及诊断
- 识别母体危险因素并治疗
- 定期筛查妊娠期并发症
- 精神心理评估和支持
- 产时监护和在有经验的助产士支持下分娩

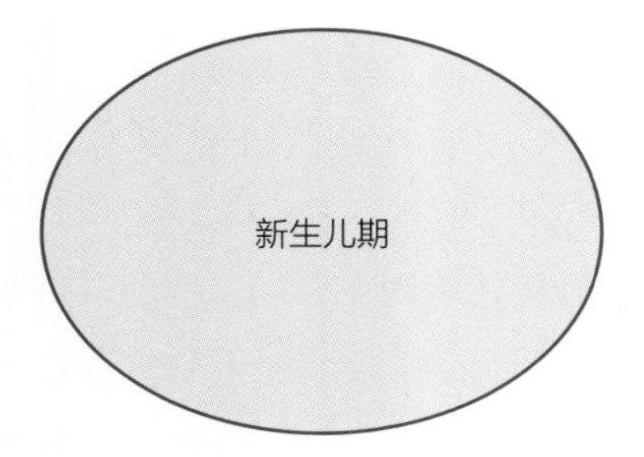

- 即时新生儿护理
- 预防低体温
- 注意分娩卫生和新生儿接触
- 预防和治疗感染
- 对于高危儿进行高级别的和特殊的护理
- 早期纯母乳喂养

▲ 图 12-1　有早期新生儿死亡史女性的评估路径

Apgar 评分、出生体重、分娩孕周、是否需要新生儿复苏、ICU 中的治疗、新生儿喂养及其他可能有助于后期咨询的因素。尸检至少在 1/3 的病例中可以提供额外信息。其他因素可以通过基因检测、X 线及胎盘和脐带检查来进行分类。早期新生儿死亡应该按国际疾病分类 – 围产儿死亡（ICD–PM）进行登记。ICD–PM 编码可以帮助医护人员正确地登记患者产前信息，并阐明可能导致新生儿死亡的潜在原因和诱发因素。基于潜在的导致新生儿死亡的新生儿和母体原因进行正确的分类，可以帮助评估疾病的再发风险。

（一）孕前特殊干预

孕前阶段是改善母体健康状况以获得良好妊娠结局的理想时期，因为这个时期不必考虑治疗措施的致畸性因素。可以诊治如高血压和糖尿病等明确导致不良妊娠结局的危险因素。为了达到合适的母体体重，需要制订合理的饮食和运动计划，营养学家的咨询是有益的。自身免疫性疾病需要治疗到病情缓解后再妊娠，处于疾病活动期应建议避孕。这一类女性还应该进行继发性抗磷脂抗体综合征（APS）的检查，并根据妊娠要求制订相应的治疗计划。

（二）孕前叶酸补充

妊娠前 3 个月摄入叶酸与发生神经管缺陷的风险下降相关。因此，所有计划妊娠的女性应每日摄入 400μg 叶酸 [26]。

（三）遗传咨询

既往因遗传性疾病导致的新生儿死亡的女性应向遗传咨询师咨询。理想情况下能在已知疾病诊断而进行合适的遗传咨询，但大多数情况下，这是不可能获得的。遗传咨询有助于评估再发风险。具有已知家族史或既往生育过有遗传性疾病孩子的女性，有条件时建议进行产前诊断或植入前遗传学诊断。

（四）计划妊娠的间隔周期

严格把控生育间隔。间隔太短（小于 18 个月）和间隔太长（大于 60 个月）的生育均与不良围产结局相关，尤其是发生小于胎龄儿（SGA）风险增高 [27]。与 36～60 个月的妊娠间隔周期相比，小于 18 个月的生育周期的妊娠发生 SGA、早产和围产儿死亡的风险增高。而时间轴的另一端，同样也具有较高的 SGA 风险 [27, 28]。

（五）妊娠期的干预措施

与发达国家相比，发展中国家的新生儿死亡率与 NICU 治疗率较高，这强调了产前干预的重要性 [29, 30]（表 12–2）。充分的妊娠期管理可以识别和处理母儿并发症，因此，妊娠期检查、干预在预防低出生体重儿和早产方面发挥关键作用 [8, 30, 31]，可进一步降低新生儿死亡率 [31]。

（六）产检次数

规律产检的女性生育的新生儿患病率和死亡率较低。随着产检次数的减少，围产儿死亡率是升高的，尤其在低中收入国家 [32]。产检时提供的围产保健也很重要。产检的焦点应集中在给孕产妇提供有效、合适、及时的筛查和诊断，以及预防性和治疗性的干预措施 [26]。

表 12–2　针对病因的再次妊娠管理

	病　因	后续妊娠的预防措施
早产儿和低出生体重	医源性早产	在妊娠前控制原发病（调整母亲健康状况）
	高血压	
	胎儿生长受限	补充叶酸
	母体内科疾病（心脏病、哮喘、结缔组织病）	小剂量阿司匹林
		APLA 综合征女性使用预防剂量 LMWH
		补充钙剂
		补充铁剂
		持续内科治疗原发病
		预测早产发生时产前使用糖皮质激素
	自发性早产 未足月胎膜早破	黄体酮支持（小分子天然黄体酮）
		GBS、STI 筛查和治疗
		预测早产发生时产前使用糖皮质激素
感　染	绒毛羊膜炎	通常非复发性
	母亲脓毒血症（所有病因）	在疟疾流行区采取预防和治疗措施
	热带性疾病	
	TORCH 感染	疫苗接种
		梅毒检测和治疗
		治疗危险因素如糖尿病、贫血等
	新生儿脓毒血症	预防感染措施
	肺炎	分娩和新生儿卫生训练
	脑膜炎	手卫生
	破伤风	氯己定消毒
		脐带护理
		母亲破伤风疫苗接种
产时窒息	缺乏产时监护 / 缺乏助娩设备	加强监测设备
		更好的产前检查和处理
	缺乏有经验的助产人员 缺乏即时的新生儿护理 产伤	选择有受训练的人员和设备的中心分娩和生产，能开展产时监护、器械助产、剖宫产、新生儿护理和复苏
		筛查和治疗糖尿病
出生缺陷	畸形	妊娠前叶酸补充
	遗传性疾病	先证者诊断并根据再发风险进行遗传咨询

（续表）

	病　因	后续妊娠的预防措施
出生缺陷	遗传性疾病	植入前遗传学诊断 / 产前诊断
		孕早期超声非整倍体筛查
		孕中期胎儿系统超声筛查和胎儿心脏超声筛查
		新生儿疾病筛查

APS. 抗磷脂抗体综合征；GBS. B 组链球菌；LMWH. 低分子肝素；PPROM. 未足月胎膜早破；STI. 性传播疾病；TORCH. 弓形虫、其他（梅毒）、风疹、巨细胞病毒、单纯疱疹病毒

（七）妊娠期贫血的铁剂补充

母亲缺铁性贫血增加了早产和低出生体重儿的风险，因此，也增加了新生儿死亡事件发生的风险 [33]。铁剂的补充能降低生出 LBW 新生儿（出生体重小于 2500g）的风险 [34]。

（八）钙剂补充

高钙饮食的女性子痫前期的患病率较低 [35]。补充钙剂已被证实能有效降低发生子痫前期的风险（RR=0.45，95%CI 0.31～0.65）[36]。

（九）妊娠期疫苗接种

破伤风类毒素可以减少 94% 的由新生儿破伤风导致的死亡 [37, 38]。目前，破伤风和流感疫苗被广泛推荐，一些国家也推荐接种百日咳疫苗。其他正在开发的用于妊娠期的疫苗包括针对 B 族链球菌、呼吸道合胞病毒和巨细胞病毒的疫苗。

（十）感染性疾病的预防

在热带国家，感染性疾病的预防尤其重要。在疟疾流行地区，WHO 建议孕期使用杀虫剂预敷网和抗疟药物（预防和治疗）[39]。使用磺胺多辛联合乙胺嘧啶预防减少了产前寄生虫血症，可减少由此引起的 LBW。母亲梅毒可以导致胎儿畸形和围产期不良结局，治疗妊娠期梅毒减少了上述不良结局和新生儿死亡率 [40]。

（十一）未足月胎膜早破的处理

既往有早产导致的新生儿死亡病史的女性，被证明能从黄体酮支持治疗中获益。胎膜早破在所有妊娠中发生率为 5%～10%。当倾向选择期待治疗时，应使用抗生素减少绒毛羊膜炎 [41]、早产、呼吸窘迫综合征（RDS）和包括肺炎在内的早发产后新生儿感染的发生，并降低新生儿死亡率 [42]。产前予以糖皮质激素治疗能显著减少 RDS 和脑室出血的发生 [43]。随机对照试验证明了在中等收入国家新生儿死亡率和患病率分别减少了 53% 和 37% [44]。

（十二）抗血小板药物的应用

小剂量阿司匹林被证明能预防或延迟子痫前期的发生，可降低与高血压疾病相关的胎盘子宫循环不足、胎儿生长受限、早产的发生率。阿司匹林可以显著减少包括胎儿、新生儿和婴儿的死亡。

罹患妊娠期高血压的女性可以通过使用小剂量阿司匹林而减少子痫前期的发生[45]。当早期新生儿死亡归因于重度子痫前期或胎盘循环功能不良引起的早产时，这一类女性需要接受抗磷脂抗体综合征（APS）的检测。如果狼疮抗凝物阳性或抗心磷脂抗体（IgG或IgM）滴度高于20结合单位时，她们应该被诊断为APS。患APS的女性应在妊娠期接受预防剂量的低分子肝素和小剂量阿司匹林治疗。这能减少子痫前期、胎盘功能不良及早产的风险。这些女性应在妊娠32周时进行产前检查，如果已明确诊断，应更早进行产前检查[46]。

（十三）出生缺陷

胎儿染色体非整倍体和胎儿畸形的妊娠期筛查和产前诊断及新生儿时期详细的临床检查能预防大部分因心脏病和（或）持续肺动脉高压导致的新生儿死亡。新生儿疾病的充分筛查能检测出先天性心脏病、肺血管疾病和胎儿—新生儿循环转换障碍相关的疾病，并能及时处理[47]。

（十四）戒烟

戒烟策略包括咨询、认知行为疗法、尼古丁替代治疗、安非他酮和社会支持。采取戒烟措施与低出生体重儿和早产风险的下降是相关的[48]。

（十五）精神心理方面

早期新生儿死亡后的下一次妊娠，通常伴随着不确定性、不安全感、母亲的焦虑和情感的不稳定性。情感的脆弱性通常延续至产后，并导致情感依赖的破坏，潜在地导致长时间内的作为父母和社交方面的困难[49, 50]。有些在前次妊娠丢失5～6个月后再次妊娠的女性会表现出不合时宜的悲恸反应。确定新生儿死亡的原因并予以相应的心理咨询能减少悲伤和自我谴责的强度，但对于下次妊娠结局的不确定性依然存在。这对于围产保健者在提供情感和精神心理支持方面提出了更多的要求[51]。

（十六）资源不足时可行的预防措施

除了充分的产前检查，新生儿死亡率也可通过改善产时护理（有经验的助产士的参与、有紧急产科治疗经验的医生、即刻有效的新生儿护理和运作良好的转诊系统）、清洁的分娩、新生儿护理培训（清洁断脐、手卫生和应用氯己定消毒）及产后持续家庭和社区的护理来进一步降低。在资源缺乏地区，全科医生和传统的接生人员可以有效地参与产时护理、处理及脓毒血症的治疗[52–54]。低出生体重儿和早产儿的家庭护理，包括感染的治疗、提倡早期和纯母乳喂养及低体温的预防（产儿袋鼠式护理）都可以有效地改善新生儿的生存率[54–56]。

五、结论

随着1月龄—5岁儿童死亡率的降低，新生儿死亡成了5岁以下儿童死亡构成的重要因素。早期新生儿死亡大部分是可以预防的，最重要的是通过产前和产时的管理。早期新生儿死亡最重要的原因包括早产、产时窒息和感染。在妊娠前改善母体健康状况和控制原发病，妊娠期全面的产前检查并及时识别和转诊高危妊娠，产时对胎儿密切监护并及时进行新生儿复苏和预防感染是减少早期新生儿死亡和避免再发的决定性因素。

参考文献

[1] World Health Organization (WHO). *Neonatal and Perinatal Mortality: Country, Regional and Global Estimates*. Geneva, Switzerland: WHO; 2006. https://apps.who.int/iris/handle/10665/43444

[2] UNICEF, WHO, World Bank, UN–DESA Population Division. *Levels and trends in child mortality*. Report. New York, NY; 2014.

[3] International Statistical Classification of Diseases and Related Health Problems–10th Revision (ICD–10); World Health Organization. 2011;2:195. (International Classification of Diseases [ICD]. Instruction Manual. 6 Classifications.)

[4] GBD 2013 Mortality and Causes of Death Collaborators. Global, regional, and national age–sex specific all–cause and cause–specific mortality for 240 causes of death, 1990–2013: A systematic analysis for the Global Burden of Disease Study 2013. *Lancet*. 2015;385(9963):117–71.

[5] Liu L, Johnson HL, Cousens S et al. Child Health Epidemiology Reference Group of WHO and UNICEF. Global, regional, and national causes of child mortality: An updated systematic analysis for 2010 with time trends since 2000. *Lancet*. 2012;379:2151–61.

[6] Taylor S, Williams B, Magnus D, Goenka A, Modi N. From MDG to SDG: Good news for global child health? *The Lancet*. 2015;386:1213–4.

[7] Rajaratnam JK, Marcus JR, Flaxman AD et al. Neonatal, postneonatal, childhood, and under 5 mortality for 187 countries, 1970–2010: A systematic analysis of progress towards Millennium Development Goal 4. *Lancet*. 2010; 375:1988–2008.

[8] Schoeps D, Furquim de Almeida M, Alencar GP et al. Risk factors for early neonatal mortality. *Rev Saude Publica*. 2007; 41:1013–22.

[9] World Health Organization (WHO). *The World Health Report: 2005: Make Every Mother and Child Count*. Geneva, Switzerland: WHO; 2005: 219.

[10] Bryce J, Boschi–Pinto C, Shibuya K, Black RE, WHO Child Health Epidemiology Reference Group. WHO estimates of the causes of death in children. *Lancet*. 2005;365:1147–52.

[11] Million Death Study Collaborators, Bassani DG, Kumar R et al. Causes of neonatal and child mortality in India: A nationally representative mortality survey. *Lancet*. 2010; 376(9755):1853–60.

[12] Fottrell E, Osrin D, Alcock G et al. Causespecific neonatal mortality: Analysis of 3772 neonatal deaths in Nepal, Bangladesh, Malawi and India. *Arch Dis Child Fetal Neonatal Ed*. 2015;100:F439–47.

[13] Lansky S, França E, Kawachi I. Social inequalities in perinatal mortality in Belo Horizonte, Brazil: The role of hospital care. *Am J Public Health*. 2007;97:867–73.

[14] Owais A, Faruque ASG, Das SK et al. Maternal and antenatal risk factors for stillbirths and neonatal mortality in rural Bangladesh: A casecontrol study. *PLOS ONE*. 2013;8(11):e80164.

[15] Lutz TL, Elliott EJ, Jeffery HE. Sudden unexplained early neonatal death or collapse: A national surveillance study. *Pediatr Res*. 2016;80(4): 493–8.

[16] Thach BT. Deaths and near deaths of healthy newborn infants while bed sharing on maternity wards. *J Perinatol*. 2014;34:275–9.

[17] Herlenius E, Kuhn P. Sudden unexpected postnatal collapse of newborn infants: A review of cases, definitions, risks, and preventive measures. *Transl Stroke Res*. 2013;4:236–47.

[18] Dageville C, Pignol J, De Smet S. Very early neonatal apparent life–threatening events and sudden unexpected deaths: Incidence and risk factors. *Acta Paediatr*. 2008;97:866–9.

[19] Neal S, Channon AA, Chintsanya J. The impact of young maternal age at birth on neonatal mortality: Evidence from 45 low and middle income countries. *PLOS ONE*. 2018; 13(5):e0195731.

[20] Sharma V, Katz J, Mullany LC et al. Young maternal age and the risk of neonatal mortality in rural Nepal. *Arch Pediatr Adolesc Med*. 2008;162(9):828–35.

[21] Chen X–K, Wen SW, Fleming N, Yang Q, Walker MC. Increased risks of neonatal and postneonatal mortality associated with teenage pregnancy had different explanations. *J Clin Epidemiol*. 2008;61(7):688–94.

[22] Meehan S, Beck CR, Mair–Jenkins J, Leonardi–Bee J, Puleston R. Maternal obesity and infant mortality: A meta–analysis. *Pediatrics*. 2014;133;863.

[23] Tennant PW, Rankin J, Bell R. Maternal body mass index and the risk of fetal and infant death: A cohort study from the North of England. *Hum Reprod*. 2011;26(6):1501–11.

[24] Kassar SB, Melo AM, Coutinho SB, Lima MC, Lira PI. Determinants of neonatal death with emphasis on health care during pregnancy, childbirth and reproductive history. *J Pediatr*. 2013;89:269–77.

[25] Ouyang F, Zhang J, Betrán AP et al. Recurrence of adverse perinatal outcomes in developing countries. *Bull World Health Organ*. 2013;91:357–67.

[26] Lassi ZS, Mansoor T, Salam RA et al. Pregnancy interventions: Essential prepregnancy and pregnancy interventions for improved maternal, newborn and child health. *Reprod Health*. 2014;11(Suppl 1):S2.

[27] Conde–Agudelo A, Rosas–Bermudez A, Kafury–Goeta AC. Birth spacing and risk of adverse perinatal outcomes. *JAMA*. 2006; 295(15):1809–23.

[28] Kozuki N, Lee ACC, Silveira MF et al. The associations of birth intervals with smallfor–gestational–age, preterm, and neonatal and infant mortality: A meta–analysis. *BMC Public Health*. 2013;13(Suppl 3):S3.

[29] Castro EC, Leite AJ. Hospital mortality rates of infants with birth weight less than or equal to 1,500 g in the northeast of Brazil. *J Pediatr*. 2007;83:27–32.

[30] Almeida MF, Guinsburg R, Martinez FE et al. Perinatal factors associated with early deaths of preterm infants born in Brazilian network on neonatal research centers. *J Pediatr*. 2008;84:300–7.

[31] Darmstadt GL, Bhutta ZA, Cousens S et al. Evidence–based, cost–effective interventions: How many newborn babies can we save? *Lancet*. 2005;365:977–88.

[32] Dowswell T, Carroli G, Duley L et al. Alternative versus standard packages of antenatal care for low–risk pregnancy. *Cochrane Database Syst Rev*. 2010;10(10):CD000934.

[33] Scholl TO, Hediger ML, Fischer RL, Shearer JW. Anemia vs iron deficiency: Increased risk of preterm delivery in a prospective study. *Am J Clin Nutr*. 1992;55(5):985–8.

[34] Pena–Rosas J, De–Regil L, Dowswell T, Viteri F. Daily oral iron supplementation during pregnancy. *Cochrane Database Syst Rev*. 2012;12(12):CD004736.

[35] Belizán JM, Villar J, Bergel E, González L, Campodónico L. Calcium supplementation to prevent hypertensive disorders of pregnancy. *NEJM*. 1991;325:1399–405.

[36] Imdad A, Jabeen A, Bhutta ZA. Role of calcium supplementation during pregnancy in reducing risk of developing gestational hypertensive disorders: A meta–analysis of studies from developing countries. *BMC Public Health*. 2011;11(Suppl 3):S18.

[37] Blencowe H, Lawn J, Vandelaer J, Roper M, Cousens S. Tetanus toxoid immunization to reduce mortality from neonatal tetanus. *Int J Epidemiol*. 2010;39(Suppl 1):i102–9.

[38] Demicheli V, Barale A, Rivetti A. Vaccines for women to prevent neonatal tetanus. *Cochrane Database Syst Rev*. 2013;5(5):CD002959.

[39] Gamble C, Ekwaru PJ, Garner P, ter Kuile FO. Insecticide–treated nets for the prevention of malaria in pregnancy: A systematic review of randomised controlled trials. *PLOS Med* 2007;4(3):e107.

[40] Blencowe H, Cousens S, Kamb M, Berman S, Lawn JE. Lives saved tool supplement detection and treatment of syphilis in pregnancy to reduce syphilis related stillbirths and neonatal mortality. *BMC Public Health*. 2011;11(Suppl 3):S9.

[41] Kenyon S, Boulvain M, Neilson JP. Antibiotics for preterm rupture of membranes. *Cochrane Database Syst Rev*. 2010;8(8):CD001058.

[42] Cousens S, Blencowe H, Gravett M, Lawn JE. Antibiotics for pre–term prelabour rupture of membranes: Prevention of neonatal deaths due to complications of pre–term birth and infection. *Int J Epidemiol*. 2010;39(Suppl 1):i134–43.

[43] Roberts D, Dalziel S. Antenatal corticosteroids for accelerating fetal lung maturation for women at risk of preterm birth. *Cochrane Database Syst Rev*. 2006;3(3):CD004454.

[44] Mwansa–Kambafwile J, Cousens S, Hansen T, Lawn JE. Antenatal steroids in preterm labour for the prevention of neonatal deaths due to complications of preterm birth. *Int J Epidemiol*. 2010;39(Suppl 1):i122–33.

[45] Duley L, Henderson–Smart DJ, Meher S, King JF. Antiplatelet agents for preventing preeclampsia and its complications. *Cochrane Database Syst Rev*. 2007;4(4):CD004659.

[46] Committee on Practice Bulletins—Obstetrics, American College of Obstetricians and Gynecologists. Practice bulletin no. 132: Antiphospholipid syndrome. *Obstet Gynecol*. 2012;120(6):1514–21.

[47] Meberg A, Brügmann–Pieper S, Due R Jr et al. First day of life pulse oximetry screening to detect congenital heart defects. *J Pediatr*. 2008;152:761–5.

[48] Lumley J, Chamberlain C, Dowswell T, Oliver S, Oakley L, Watson L. Interventions for promoting smoking cessation during pregnancy. *Cochrane Database Syst Rev*. 2009;3(3):CD001055.

[49] Hughes PM, Turton P, Evans CD. Stillbirth as risk factor for depression and anxiety in the subsequent pregnancy: Cohort study. *BMJ*. 1999;318(7200):1721–4.

[50] Warland J, O'Leary J, McCutcheon H, Williamson V. Parenting paradox: Parenting after infant loss. *Midwifery*. 2011;27(5): e163–69.

[51] Mills TA, Ricklesford C, Cooke A, Heazell AE, Whitworth M, Lavender T. Parents' experiences and expectations of care in pregnancy after stillbirth or neonatal death: A metasynthesis. *BJOG*. 2014;121(8):943–50.

[52] Wall SN, Lee AC, Niermeyer S et al. Neonatal resuscitation in low–resource settings: What, who, and how to overcome challenges to scale up? *Int J Gynaecol Obstet*. 2009;107 (Suppl 1):S47–62. S63–4.

[53] Bang AT, Bang RA, Baitule SB, Reddy MH, Deshmukh MD. Effect of home–based neonatal care and management of sepsis on neonatal mortality: Field trial in rural India. *Lancet*. 1999;354:1955–61.

[54] Bhutta ZA, Darmstadt GL, Hasan BS, Haws RA. Community–based interventions for improving perinatal and neonatal health outcomes in developing countries: A review of the evidence. *Pediatrics*. 2005;115(2 Suppl):519–617.

[55] McClure EM, Goldenberg RL, Brandes N, CHX Working Group et al. The use of chlorhexidine to reduce maternal and neonatal mortality and morbidity in lowresource settings. *Int J Gynaecol Obstet*. 2007;97:89–94.

[56] World Health Organization. Collaborative Study Team. Effect of breastfeeding on infant and child mortality due to infectious diseases in less developed countries: A pooled analysis. WHO Collaborative Study Team on the Role of Breastfeeding on the Prevention of Infant Mortality. *Lancet*. 2000;355:451–5.

第 13 章　晚期新生儿 / 婴儿死亡史女性的妊娠管理

Management of pregnancy with a history of late neonatal/infant death

Darshan Hosapatna Basavarajappa　著

冯　玲　余　俊　张婧怡　译

一、概述

每位孕妇都期盼一个健康的孩子并获得一生的幸福，但如果新生儿不幸罹患某些疾病或躯体障碍，这对于孕妇及她的家庭精神心理及经济上的影响是不言而喻的。对健康新生儿的强烈期望和妊娠期持续的忧虑心态，妊娠期详细的评估和全面的管理对良好的母婴结局至关重要。

新生儿期是指从出生到出生后 28 天的这段时期。它被进一步细分为早期新生儿期（出生后前 6 天）、晚期新生儿期（出生后 7～28 天）和婴儿期（出生后 1 年）[1]。这种划分方法不仅利于统计，而且有助于分析疾病病因及其对应的干预措施。在一般情况下，早期新生儿死亡是妊娠及分娩期并发症不良后果的延续。早期新生儿死亡可反映出孕妇所接受的产前检查、分娩设施和产后新生儿及时处理的水平。而晚期新生儿死亡则被认为是由儿童特有疾病造成的。

据世界卫生组织估计，2017 年约有 250 万新生儿于出生后 28 天内死亡。在新生儿期，出生后 28 天内是新生儿死亡风险最高的时期。据统计，2017 年所有 5 岁以下儿童死亡中 47% 是新生儿死亡，而 1999 年的新生儿死亡率为 40% [2]。新生儿死亡多与缺乏有效产前检查、缺少完善的分娩设施或缺乏产后护理有关。在 5 岁以下儿童死亡率高的国家，围产期死亡率及新生儿死亡率也随之升高。因此，了解新生儿及婴儿死亡的常见病因有助于找到解决此类事件的具体办法。

表 13–1 列出了一系列导致早期及晚期新生儿死亡的重要原因。由于在两个不同的时期各种原因所占比重不同，因此有必要明确致死原因并在以后妊娠时采取措施予以避免。

二、晚期新生儿死亡史女性的管理

很多既往有新生儿死亡史的女性在孕早期就携带着有关新生儿疾病的详细资料和就诊记录来产前门诊进行遗传咨询。在为此类患者提供咨询时，需要对这些资料进行详细解读和充分利用。

以下问题有助于在产科病史中发现病因。

表 13-1 2013 年全世界病因明确的新生儿死亡数、比例及风险

	早期新生儿期		晚期新生儿期	
病 因	死亡数（10^3）	比例（%）	死亡数（10^3）	比例（%）
早产	834.8	40.8	152.1	21.2
产时并发症	552.7	27	92.1	12.9
先天性疾病	217	10.6	72.8	10.2
败血症	163.7	8	266.7	37.2
肺炎	98.9	4.8	37.6	5.2
腹泻	6.7	0.3	10	1.4
破伤风	21.1	1	27.1	3.8
其他	149.9	7.3	57.9	8.1

引自 Oza S et al. *Bull World Health Organ*. 2015;93(1):19–28.

- 在前次妊娠中或者孩子出生后是否出现过问题？
- 有无难产史？分娩方式是什么？
- 上一胎的出生体重是多少？
- 新生儿 Apgar 评分是多少？新生儿哭声是否响亮？
- 新生儿住院时间或在新生儿重症监护病房的监护时间是多久？
- 从开始发病到病情危重甚至死亡有多长时间？
- 有进行任何药物或手术干预吗？
- 是否进行过染色体核型分析或遗传分析等特殊检查？

得到大部分问题的答案后，即可采取适宜的筛查措施和处理办法。大部分新生儿疾病是非再发性的，且受环境和社会因素影响（图 13-1）。在许多情况下并非单一原因引起发病。因此，由遗传医生进行全面的遗传评估将有助于妊娠管理。理想的妊娠期和产时管理可带来良好的母婴结局。

以下是三个值得探究的造成再发性新生儿死亡的重要因素。

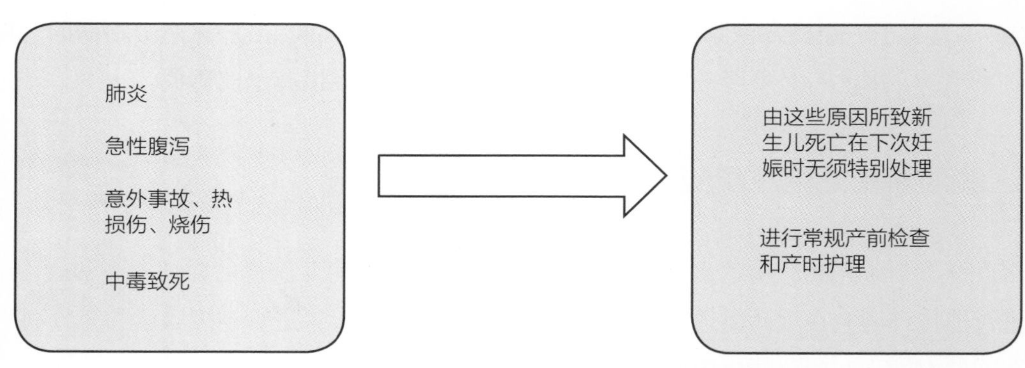

▲ 图 13-1 常见的非再发性新生儿疾病和下一次妊娠的处理办法

- 先天性畸形：程度不足以造成新生儿立即死亡，但会导致重大疾病。
- 先天性代谢障碍：是再发性新生儿死亡的最重要因素，如果在早期没有发现任何临床征象则很难诊断。
- 晚发型新生儿败血症：通常继发于早产并发症或医院获得性感染。

三、先天性畸形

先天性畸形可能是微小的，如果不治疗或无法矫正，却可能是致命的。许多时候即使父母配合治疗和矫正畸形，有时会治疗失败，新生儿会罹患更为复杂的并发症。

胎儿染色体非整倍体及症状特征也可导致胎儿生长受限、早产、远期败血症和神经系统疾病。因此，对上一胎受畸形影响的先证者的详细了解，有助于我们确定病因及遗传方式，避免可能的再发风险。一旦确诊必要时可尽早医学终止妊娠。

尽管约 50% 的先天性畸形是偶发的，但也有一些如遗传、环境等其他因素和先天性畸形密切相关。

（一）遗传因素

遗传因素是导致某些先天性畸形最重要的因素，它可能由孟德尔遗传定律决定或与造成畸形的突变相关。血缘关系对遗传表现有很大影响，可导致新生儿死亡、智力低下和躯体障碍的风险增加。一些家族和种族具有疾病易感性，如德系犹太人和英国皇室易患血友病。

（二）社会经济和人口因素

营养不良性疾病和感染并不只发生在社会经济水平较低的国家，但大约 94% 的先天性畸形发生在这一类人群中。在社会经济水平较低的国家，育龄期女性健康教育和意识的缺乏限制了她们对营养品、微量元素、叶酸补充剂、加碘盐等商品的购买，也缺乏妊娠早期的超声筛查。胎儿神经管缺陷和先天性甲状腺功能减退就是母体营养缺乏的严重后果。更可怕的是，不安全的饮用水和受工业废物及重金属污染的食品会成为发育中胎儿的潜在致畸原。适当的健康教育和全球公共卫生宣教可以对弓形虫病、先天性风疹综合征和胎儿酒精综合征等疾病进行预防。

（三）环境因素

杀虫剂、化肥、致畸药物、酒精和妊娠期间的辐射暴露都可能会增加先天性畸形的风险。

（四）感染

垂直传播和产时感染是新生儿出生缺陷的另一个重要原因。对孕妇进行适当的感染筛查和治疗可能避免这些出生缺陷。先天性梅毒、风疹综合征、弓形虫病和巨细胞病毒感染都是可以进行孕期筛查的。

2018 年哥伦比亚发表了一篇关于 1999—2008 年进行的、由先天性畸形引起胎儿和新生儿死亡率趋势和特征的研究报道[4]。文中展示了各种先天性畸形导致新生儿死亡率的占比（表 13–2）。

表 13-2 常见先天性畸形及新生儿死亡率

常见先天性畸形	系统特异性疾病	新生儿死亡率占比（%）
先天性心脏病	通常为非特异性和复杂的先天性缺陷、左心发育不全、室间隔缺损、主动脉缩窄	45
中枢神经系统	无脑儿、脊柱裂、脑膨出、脑积水和脑发育不全	14.1
染色体疾病	18 三体综合征和 13 三体综合征	2.2
肌肉骨骼系统	致死性骨骼发育不良和软骨发育不全	7.1
消化系统	气管食管瘘、十二指肠和空肠闭锁	6.7
呼吸系统	气道阻塞综合征与肺发育不良	4.6
泌尿系统	膀胱外翻、肾缺如、多囊性肾发育不良、多囊肾、膀胱出口梗阻	3.3
颌面裂		0.2
视力、听力		0.01
生殖器官		0.01
其他	血红蛋白病、单基因遗传病	16.7

四、先天性代谢障碍

先天性代谢障碍（IEM）是一大类由于基因缺陷而引起的遗传性疾病，其中大部分是由编码某种酶的单基因缺陷造成。先天性代谢障碍在 20 世纪初被确定为新生儿疾病。1908 年，Archibald Garrod 首次发现并命名为黑尿症的疾病[5]，随后在 1917 年进行了一项研究，建议半乳糖血症的婴儿减少牛奶的摄入，但是在 20 世纪 50 年代，苯丙酮尿症的发现改变了对 IEM 各种疾病的治疗。

先天性代谢障碍是新生儿疾病的重要原因，如果在早期阶段诊断出来，这类疾病中一些是可以治疗的。如果未能识别先天性代谢障碍的细微征象可能会发生致命的新生儿疾病和无法抢救的新生儿死亡。很多父母认为过度哭泣、易疲倦、食物不耐受和失眠是新生儿的正常行为，但这些都有可能是代谢紊乱的早期征象。

在不发达国家和信息滞后的患者中，由于早期诊断及治疗的失败，缺乏新生儿筛查设备和特殊治疗及合并败血症，会连续发生新生儿死亡。

应进行评估的代谢紊乱的常见症状如下。

- 喂养困难、过度哭闹和抽搐；
- 低血糖、代谢性酸中毒、黄疸、腹泻及呕吐；
- 肝脾肿大、白内障及窒息[6]。

常见的先天性代谢障碍包括以下方面。

- 氨基酸代谢障碍；
- 脂肪酸氧化障碍；

- 储存障碍，包括碳水化合物和溶酶体代谢障碍；
- 有机酸代谢障碍。

五、晚发型新生儿败血症

晚发型新生儿败血症（LONS）的发病率与胎儿成熟度呈负相关，在住院新生儿中，LONS 发病率有地域差别，为 0.61%～14.2%[7]。

由于晚发型新生儿败血症难以及时诊断，且与之相关的新生儿死亡率及远期神经系统发育后遗症的风险很高，因此对怀疑有晚发型新生儿败血症的患者通常进行经验性抗生素治疗。

与早发型新生儿败血症相比，晚发型新生儿败血症通常与妊娠和分娩期并发症无关。需要进行有创通气的早产儿和合并呼吸系统疾病的新生儿是导致晚发型新生儿败血症的最主要因素。

（一）晚发型新生儿败血症的危险因素

新生儿败血症可能因为早产并由于母体感染传播引发，也可能由于长期住院治疗、医疗干预、静脉导管和肠外营养等因素间接引发[8]。低出生体重儿的致死率比足月儿高 2～4 倍。早发型败血症的总死亡率为 3%～40%，晚发型败血症的总死亡率为 2%～20%。

（二）其他病因

新生儿死亡的其他病因包括新生儿破伤风、新生儿黄疸、新生儿出血性疾病及因胎儿生长受限及并发症所导致的足月儿死亡。这些需要对每个病例进行合适的个体化管理。

六、晚期新生儿死亡史女性的妊娠管理

既往有晚期新生儿死亡史的患者应进行孕前咨询，并在高危妊娠病房由经验丰富的产科医生、儿科医生和遗传学家组成的团队进行管理。无论是妊娠期、围产期还是产后，都要保持高度的警惕。对于既往有晚期新生儿死亡史的女性，需要在妊娠前采取全面的、适宜的管理方法（图 13–2）。

（一）孕早期首次产检

常规孕期检查应注意优先顺序，如对母体已有同种免疫或以前有胎儿水肿或溶血性黄疸导致的死亡病史的患者，应检查血型、RhD 分型及间接 Coombs 试验（ICT）滴度。对于新生儿患有先天性甲状腺功能减退和智力低下的母亲应首先进行甲状腺功能和抗甲状腺过氧化物酶检测。

对于合并孕前糖尿病的患者，妊娠早期糖耐量试验和糖化血红蛋白水平可指导进一步的血糖管理，避免高血糖引起如神经管缺陷或圆锥动脉干畸形等异常。

风疹 IgM 和 IgG 抗体的筛查及梅毒螺旋体检测也是妊娠管理的一部分。对于既往有神经管畸形新生儿的孕妇，应常规补充 5mg 叶酸，并避免其他致畸药物或放射线暴露。

在胎儿器官形成时期，母体发热也是一个重要的致畸因素。如果在妊娠早期有母体发热，应采取适当的措施予以处理。

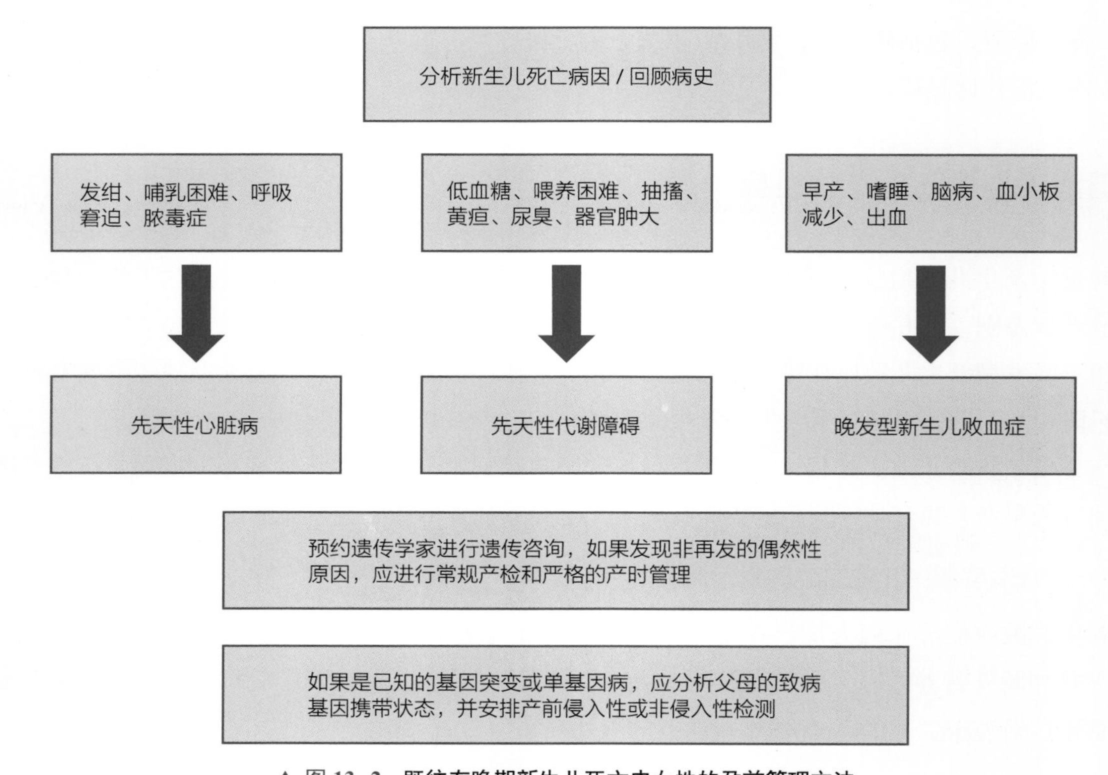

▲ 图 13-2 既往有晚期新生儿死亡史女性的孕前管理方法

一般情况下，除非有其他指征，不推荐有晚期新生儿死亡史的患者常规使用孕激素和阿司匹林。

（二）孕 8～10 周

继续常规产检。

如果前次妊娠为唐氏综合征或其他染色体非整倍体，可以在此孕周进行 21 三体综合征的非侵入性产前筛查。

（三）孕 11～13 周

行染色体非整倍体筛查。联合妊娠早期生物化学筛查（二联）、胎儿颈项透明层厚度与母亲年龄，可较好地评估 13 三体综合征、18 三体综合征和唐氏综合征的发病风险。

妊娠早期的超声检查可以筛查无脑儿、脑膨出、脊柱裂和其他主要畸形。再发性胎儿神经管缺陷可能与单基因多态性有关，可以及早发现。

在这个孕周可以绒毛穿刺取样进行侵入性产前诊断，以检测遗传性基因突变和某些结构性血红蛋白病。

（四）孕 16～20 周

应由一名经验丰富的超声专家进行详细的胎儿畸形筛查以发现异常，而胎儿超声心动图将有效地发现胎儿结构性心脏缺陷。

如果错过了妊娠早期联合筛查，须进行妊娠中期非整倍体筛查。

在这一孕周，发展中国家通常会对接种破伤风疫苗的孕妇使用破伤风类毒素加强剂量进行普遍免疫。

（五）孕 24～28 周

在这段时期，孕妇对高碳水化合物耐受量最低，应重复进行糖耐量试验。最佳的葡萄糖代谢状态可避免巨大儿、产伤、呼吸窘迫综合征和新生儿出生后低血糖等并发症的发生。

（六）孕 32～36 周

在这段时期行胎儿常规彩超检查，记录胎儿生长状态及胎盘位置。作为产前胎儿监测的一部分，建议每日胎动计数。

（七）孕 36 周至分娩期

鉴于新生儿败血症合并 B 族链球菌感染的病例，疾病预防控制中心指南建议对孕妇进行 GBS 筛查，并在产程中使用抗生素[9]（图 13–3）。

除非有明确的引产指征，否则不提倡常规计划终止妊娠和引产。

不鼓励产妇因既往新生儿死亡带来的心理创伤而要求进行选择性剖宫产。应进行适宜的心理咨询，确保母婴健康。

（八）产时及产后

如有必要，应事先告知新生儿科医生和儿科手术团队关于孕妇的分娩计划。产程和分娩期胎儿监护应按照规定进行。应确保分娩安全和严格无菌操作以避免新生儿败血症。最好避免使用器械分

◎每位孕妇都应在妊娠 36 周时进行阴道拭子 B 族链球菌（GBS）筛查

◎每位 GBS 阳性的女性都应在产程中给予抗生素预防，除非进行选择性剖宫产

◎对于既往生育过 GBS 相关败血症新生儿但本次 GBS 筛查阴性的女性，应在产程中接受抗生素治疗

◎对于 GBS 感染状态不明的女性，如果出现以下一个或多个情况，应在产程中使用抗生素：妊娠不足 37 周、胎膜破裂超过 18h、体温达到 38℃或更高

▲ 图 13–3　孕妇 B 族链球菌预防概述

娩，除非有产科原因。

下一步应保证新生儿复苏和保持分娩后的无菌状态，可以用脐血或足后跟穿刺采样对先天性代谢性障碍进行筛查。

脐带干细胞和脐血储存尚存争议，可以在产前与夫妻双方进行讨论是否予以保存。

七、脐血干细胞库的作用

最新的循证医学研究列举了保存造血祖细胞的各种益处，它可用于将来自体或同种异体移植治疗多种肿瘤、免疫性疾病、血液病和遗传性疾病，包括血红蛋白病、儿童恶性肿瘤、免疫缺陷综合征和骨髓衰竭[10]。

由于脐血干细胞是免疫不成熟的，因此脐血干细胞移植具有减少移植物抗宿主排斥反应的优点。

美国儿科学会（AAP）在他们的政策声明中给出了一些建议供家长咨询和决策[11]。

1. 保存脐带血并不能保证孩子或其他家庭成员将来的使用，因为移植的细胞本身可能已经包含疾病本身的遗传突变。但是，移植给患有恶性肿瘤或严重珠蛋白生成障碍性贫血的同胞可能会有一些潜在的好处。

2. 由于目前缺乏关于自体干细胞移植准确而科学的数据，因此需要向这对夫妇解释保存脐带血并不等于对孩子进行了“生物保险”。

由于初乳有很多好处，应确保母婴同室并立即开始母乳喂养，除非怀疑新生儿存在如半乳糖血症等先天性代谢障碍。新生儿应按计划实施免疫接种。

八、结论

产科医生应将既往新生儿 / 婴儿死亡病史的孕妇划分至高危妊娠进行管理。这些孕妇经过全面而细致的孕期管理，可获得良好的母婴结局。因此，对既往新生儿病史的全面了解有助于避免此次妊娠意外的再次发生。

参考文献

[1] Centers for Disease Control and Prevention. Linked Birth/Infant Death Records for 2007–2010 with *ICD-10* codes [Internet]. 2013. Available from: http://wonder.cdc.gov/lbd.html

[2] World Health Organization (WHO). *Levels and trends in child mortality 2013*. Geneva, Switzerland: WHO; 2013.

[3] Oza S, Lawn JE, Hogan DR, Mathers C, Cousens SN. Neonatal cause-of-death estimates for the early and late neonatal periods for 194 countries: 2000–2013. *Bull World Health Organ*. 2015;93(1):19–28.

[4] Roncancio CP, Misnaza SP, Pena IC, Prieto FE, Cannon MJ, Valencia D. Trends and characteristics of fetal and neonatal mortality due to congenital anomalies, Colombia 1999–2008. *J Matern Neonatal Med*. 2018;31(13):1748–55.

[5] Knox WE. Sir Archibald Garrod's inborn errors of metabolism. II. Alkaptonuria. *Am J Hum Genet*. 1958;10(2):95–124.

[6] Sharma P, Gupta S, Kumar P, Sharma R, Mahapatra TK, Gupta G. *Inborn error of metabolism screening in neonates*.

2019; 9(3):196–200.
[7] Tsai M–H, Hsu J–F, Chu S–M et al. Incidence, clinical characteristics and risk factors for adverse outcome in neonates with late–onset sepsis. *Pediatr Infect Dis J*. 2014;33(1):e7–13.
[8] Brady MT, Polin RA. Prevention and management of infants with suspected or proven neonatal sepsis. *Pediatrics*. 2013; 132:166–8.
[9] Pearlman M. Prevention of early–onset group B streptococcal disease in newborns [2] (multiple letters). *Obstet Gynecol*. 2003;102(2):414–5.
[10] Jaing TH, Hung IJ, Yang CP, Chen SH, Sun CF, Chow R. Rapid and complete donor chimerism after unrelated mismatched cord blood transplantation in 5 children with β–thalassemia major. *Biol Blood Marrow Transplant*. 2005; 11(5):349–53.
[11] American Academy of Pediatrics. Cord blood banking for potential future transplantation. *Pediatrics*. 119:2007.

第 14 章　生育过精神发育迟缓患儿女性的妊娠管理

Approach to women with a previous child with mental retardation

Ashima Arora　Minakshi Rohilla　著
吴媛媛　译

一、概述

精神发育迟缓（MR），又称智力障碍（ID），是指在 18 岁以前出现的以智力和自理能力明显下降为特征的残疾[1]。几十年来，精神发育迟缓的定义和分类一直存在争议。简单地说，当一个孩子所表现出的智力明显低于平均值，即智商低于 70 时就可诊断。

年龄较小的儿童可能会被目前的智力评估系统诊断为通常所说的“发育迟缓”，因此“精神发育迟缓”这一术语通常仅适用于智商评估更有效和更可靠的较大儿童[2]。发育迟缓（DD）是指体格、学习、语言或行为方面终身存在缺陷并影响生活质量。发育迟缓可分为全面发育迟缓（GDD）和广泛发育迟缓（PDD）。全面发育迟缓是指儿童各个方面的发育都受到影响，而广泛发育迟缓是指许多基本技能（如与他人交往、沟通的能力及想象力）发育迟缓。“GDD”一词通常用于 5 岁以下的儿童。

MR 的全球患病率尚不清楚，印度 MR 患病率占总人口的 2%～3%[3]。轻度 MR 更为常见，约为中度或重度 MR 的 10 倍。DD/MR 的诊断及咨询是一个广泛的话题；本章节仅阐述产科医生对生育过 DD/MR 患儿的女性的妊娠管理，并不涉及对患儿医疗和康复方面的治疗。

MR/DD 的分类

精神发育迟缓有很多分类方法，最常见的是根据病情的严重程度和病因进行分类。文中（表 14–1）所示为根据病情严重程度的分类。

通常认为智商高于 85 属于正常[4]。这种基于病情严重程度的分类方法主要用于康复训练和评估预后。

根据病因分类，MR 可由遗传、发育、感染、致畸物或创伤引起[5]。这种损伤可能发生于围产期或产后，如文中（表 14–2）所示为根据病因的分类。

表 14-1　精神发育迟缓（MR）的严重程度分类

程　度	IQ	程　度	IQ
临界	71～84	重度 MR	20～35
轻度 MR	50～70	极重度 MR	＜ 20
中度 MR	35～50		

表 14-2　精神发育迟缓（MR）的病因分类

病　因	患病率（%）
染色体异常（唐氏综合征、Prader-Willi 综合征）	15～40
非染色体遗传综合征（脆性 X、结节性硬化症、Noonan 综合征）	6～21
神经代谢疾病（脑白质营养不良、黏多糖病）	1～5
中枢神经系统结构缺陷（小头畸形、胼胝体发育不全、Dandy-Walker 综合征）	2～40
MR 相关脑瘫	2.5～23
环境因素（TORCH 感染）	1～25
特发性 MR	30

二、确定精神发育迟缓患儿的病因

对于育有 MR 孩子的女性来说，首要的处理是确定 MR 患儿的病因。值得注意的是，MR 病因的确定对患儿的症状治疗和康复并不是必需的，因此不需要所有的患儿父母都去寻找病因。只有目的同样明确时，才需要进行相应的病因检查。此外，在投入大量时间和费用检查之前，必须充分告知父母双方在中度至重度的 MR 病例中只有 50% 能找到确切的病因，而在轻度的 MR 病例中该比例更小[6]。

美国医学遗传学和基因组学学会、美国神经学学会、儿童神经学学会临床分会和美国儿科学会发布了标准的 MR/DD 儿童评估指南。患儿产前、围产期和产后详细的病历记录可为病因的寻找提供重要线索。病史着重于区分遗传因素和后天因素。患儿有明确的致畸物（如酒精）暴露史、早产 / 产伤和低 Apgar 评分等则提示后天因素。有 MR 家族史、相关的先天性畸形、近亲婚配或新生儿死亡则提示遗传因素。需注意有时同一患儿身上可同时存在遗传和环境两种致病因素。

采集病史必须详细记录疾病的进展。在致畸物暴露 / 产伤过程中，患儿可能没有任何异常表现，当出现进行性功能丧失时则表明存在神经退行性改变或记忆障碍。此外，对患儿及其父母进行详细的体格检查，并结合影像学和血液学检查，更有助于确定病因。

通过各种检查确诊病因后，应按照病因将其纳入以下相应组别以便于后续妊娠管理（图 14-1）。

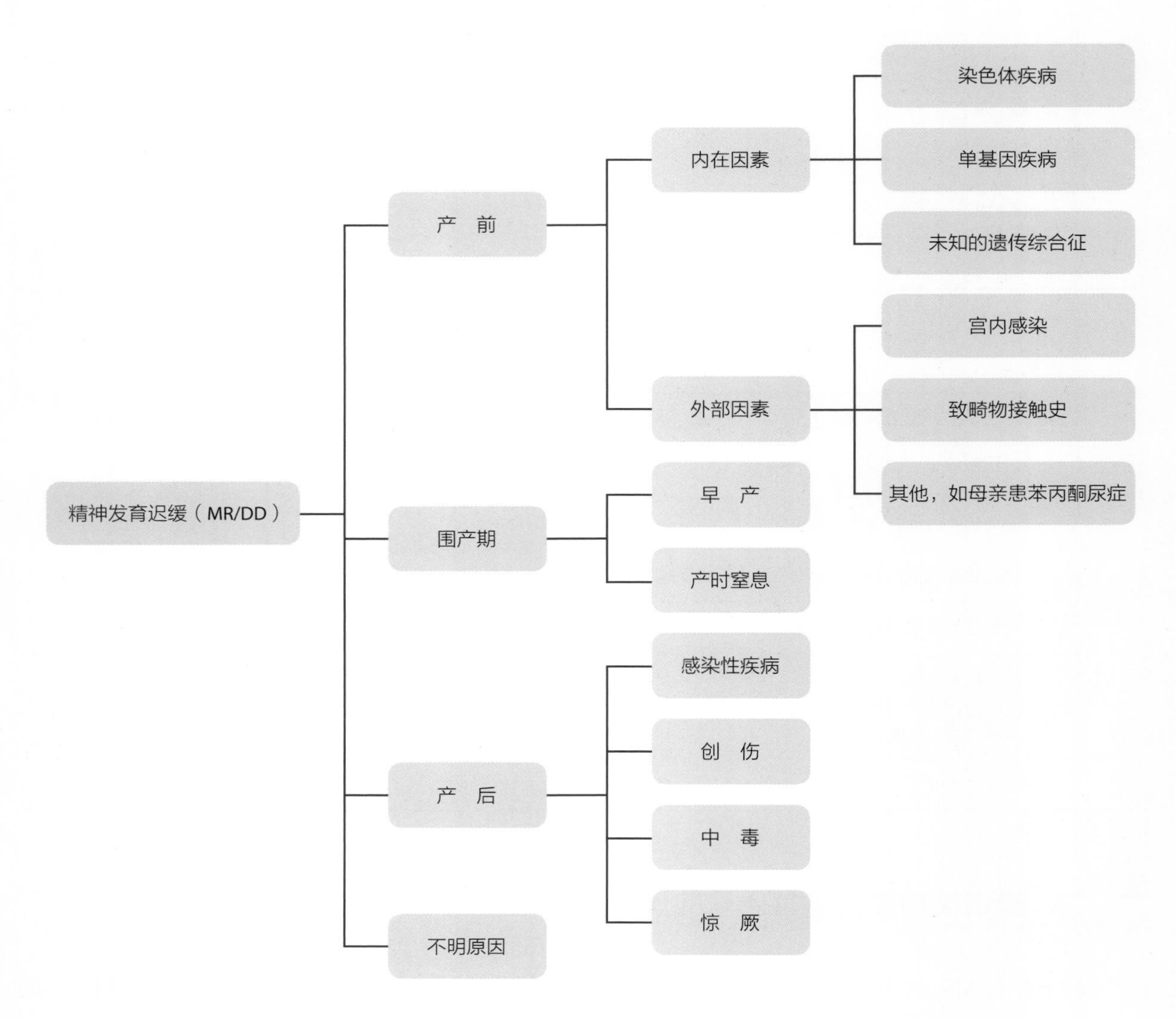

▲ 图 14-1 精神发育迟缓的病因分类

三、产科医生的作用

在 MR 的众多病因中，当怀疑病因与遗传和围产期事件相关时，产科医生的作用就相当重要。

- 遗传。
- 与围产期事件有关。

（一）MR 患儿由遗传因素导致时产科医生的作用

当怀疑 MR 与遗传相关时，产科医生需要建议夫妻双方及时向遗传咨询师进行孕前咨询。遗传咨询师应当做到以下几点。

- 进行遗传学检测以确诊患儿。
- 始终建议父母双方在一起。
- 为夫妻双方提供非指导性咨询（即全面且客观地告知相关信息，然后由夫妻双方做决定）。

根据临床表现和最新的基因组学手段所进行的针对性评估提高了遗传诊断的效率。目前，微阵列比较基因组杂交技术（ACGH）在诊断染色体异常方面已取代传统的染色体核型分析技术 [7]。遗传性疾病应根据检测结果分为染色体疾病 / 单基因疾病 / 多基因疾病 / 多因素或表观遗传学疾病并进行相应的进一步咨询。

遗传咨询师发挥着多方面的作用，主要包括以下几点。

- 如果病因属于散发型，应告知夫妻双方该疾病的再发风险不会高于普通人群；
- 如果是家族性遗传，需告知夫妻双方该疾病的遗传方式和后代再发风险；
- 需告知夫妻双方可用于后续妊娠的产前诊断技术及其可行性、有效性和费用等详细信息；
- 鼓励夫妻双方在了解该疾病的再发风险和严重程度后做未来生育的选择。

产科医生应当与遗传学专家积极合作，为已育 MR 患儿夫妇的后续妊娠提供产前诊断。

（二）MR 患儿由围产期因素导致时产科医生的作用

MR 可继发于围产期窒息，即在出生前、出生时或出生后出现的血气交换障碍。严重围产期窒息的发生率在不同地区差异很大，这与孕妇所接受的医疗水平有关。发达国家每 1000 名新生儿中有 2 名出现围产期窒息，而在医疗条件有限的发展中国家，每 100 名新生儿中就有 2 名。这种围产期窒息可导致超过 25% 的患儿出现严重的神经后遗症 [8]。大多数窒息发生在产时，仅有约 20% 的窒息发生在产前，极少数情况下产后的早期因素也可造成窒息。因此，产科医生在管理本次妊娠时，应当详细了解既往异常妊娠史，尤其关注分娩史，如产伤、难产 / 器械助产、巨大儿、臀位难产等。此外，还需详细询问妊娠并发症（如妊娠期高血压），这可能会引起胎盘功能不良或早产从而导致新生儿发育迟缓。总之，必须查明引起围产期窒息最可能的原因。如围产期感染等原因一般不会再次发生，而另一些原因，如未经治疗的 Rh 同种免疫可能会导致存活儿的认知延迟、耳聋和脑瘫。

孕妇的分娩方式和时机需要个体化。不推荐对有分娩窒息病史的孕妇进行择期剖宫产。然而需要尽力确保有好的围产期结局。在荷兰进行的一项历时 9 年、涉及大约 20 万名女性的人群队列研究发现，如果一名女性初产时有分娩窒息史，那么在随后的分娩中再次发生分娩窒息的风险与初产妇相同。然而，在初产时没有分娩窒息史的女性中这种风险降低了 50%[9]。

四、唐氏综合征

最常见的遗传性智力低下为唐氏综合征（Down syndrom，DS），活产儿发病率为 1/800 [10]。唐氏综合征的临床表现差异很大，虽然可以在产前做出诊断，但产前检查并不能预测 DS 胎儿相应并发症的严重程度。接近 50% 的 DS 胎儿发生妊娠早期流产或胎死宫内、死产。

大约 95% 的 DS 病例是 21 号染色体不分离引起，而其余病例则是由染色体易位或体细胞嵌合体引起 [11]。由于 DS 是大多数儿童 MR 中可产前诊断的最常见的单一病因，因此提供孕期染色体非整倍体筛查是产前检查规范，所有孕妇必须在第一次产检时进行筛查。必须告知孕妇可用于非整倍体产前筛查和诊断的技术，孕妇根据自己的年龄、生育史、家族史、经济状况、对准确度的要求等自行选择。

（一）唐氏综合征筛查和诊断的特点

1. 孕妇在充分知情后，自主决定是否接受唐氏综合征的产前筛查和诊断。

2. 可选择的筛查方法有如下方法。

- 单一筛查（二联、三联、四联、五联筛查）。
- 妊娠早期和中期联合筛查（集成的和连续的）（表 14–3）[13]。
- 超声筛查。
- 游离胎儿 DNA 检测，即非侵入性产前检测。

3. 可采用妊娠早期血清学筛查与颈项透明层（NT）联合或 NIPT 进行筛查。这两种方法都有各自的优缺点，不存在孰优孰劣。其他血清学筛查试验（如三联和四联），敏感性都较低。

4. 同一女性不要同时进行两种筛查试验（妊娠早期联合筛查和 NIPT）。

5. 如血清学筛查发现异常不应再进行 NIPT，而应当进行产前诊断，以尽快确认 / 排除胎儿非整倍体的存在。此外，血清学筛查阳性的孕妇存在其他非整倍体异常或不良结局的风险，对这些孕妇而言做 NIPT 可能会延误确诊时间或者提供错误的信息。

6. NIPT 可在妊娠 10 周至足月期间进行。在所有筛查手段中其唐氏综合征检出率最高——超过 98%，13 三体和 18 三体的检出率较低。然而，NIPT 无法发报告（比例较低，少于 4%）的孕妇应当直接进行产前诊断，因为这些胎儿发生非整倍体异常的风险较高。

7. 妊娠中期的超声检查不能单独用于诊断或排除 DS，因为它只有 50%～60% 的检出率。每种超声软指标都有相应的 DS 似然比，如果存在超声软指标则应当结合血清学筛查结果综合考虑。DS 似然比最高的软指标是妊娠早期 NT 增厚和水囊瘤及妊娠中期轻度脑室增宽和颈部皱褶增厚。

8. 有血清学筛查结果异常、NIPT 异常或“无结果”NIPT 及高似然比超声软指标异常等任意一项提示存在胎儿非整倍体异常的筛查结果的孕妇都应该进行详细的咨询和产前诊断。

表 14–3 胎儿非整倍体风险筛查类型

1. 联合筛查 孕早期和孕中期筛查均完成后报告最终结果 (1) 阳性：产前诊断 (2) 阴性：无须进一步检测
2. 序贯筛查 孕早期筛查结果 (1) 阳性：产前诊断 (2) 阴性：孕中期四联筛查 (3) 最后：综合早孕中期筛查结果评估风险
3. 酌情序贯筛查 孕早期筛查结果 (1) 阳性：产前诊断 (2) 阴性：无须进一步检测 (3) 两者之间：孕中期筛查 (4) 最后：综合早孕中期筛查结果评估风险

9. 如果在妊娠期间进行了侵入性诊断，应该将标本进行微阵列分析。与传统核型分析相比，微阵列具有许多传统核型分析所不具备的优点，如能检测基因缺失和微重复。在超声检查发现结构异常的胎儿中，微阵列检出率明显高于传统核型分析。如果高度怀疑是常见的染色体非整倍体异常，也可以考虑从传统核型开始检测 [12]。

（二）妊娠早期联合筛查风险评估总结

常规筛查包括多个血清学标志物或分析物的检测，然后通过调整孕周、孕妇年龄和体重、种族、民族、糖尿病、胎儿数量和妊娠类型（体外受精）将其转换为中位数倍数（MoM）。这样就可以进行不同实验室和人群的结果比较（表 14–4 和表 14–5）[14]。这种针对标志物的筛查结果是基于复合似然比的，因此提供了代表阳性预测值比例的胎儿非整倍体的相应风险（图 14–2）。

表 14–4　血清 β– 人绒毛膜促性腺激素（β–hCG）和妊娠相关血浆蛋白 –A（PAPP–A）水平在孕早期筛查中的应用

染色体核型	β–hCG 中位数	PAPP–A 的中位数
正常核型	1.0	1.0
唐氏综合征	＞ 2.0	＜ 0.5
18 三体综合征	＜ 0.2	＜ 0.2
13 三体综合征	＜ 0.5	＜ 0.5

表 14–5　唐氏综合征孕中期血清学筛查

β–hCG	＞ 2.0MoM
抑制素 A	＞ 1.77MoM
甲胎蛋白（AFP）	减少 25%
游离雌三醇	减少 25%

五、结论

在世界范围内，高达 20% 的儿童智力低下。这些孩子的父母在心理、情感和社会方面有着特殊的压力。因此，产科医生在管理后续妊娠时需要充分了解夫妻双方的需求。在大多数情况下，充分了解病因，与遗传学专家和新生儿专家团队协作及怀有同理心有助于改善妊娠结局。

六、重点

- MR/DD 定义为智商低于 70。
- MR 可由遗传、发育、感染、致畸物或创伤等因素损伤大脑导致。这些损伤可发生在产前、

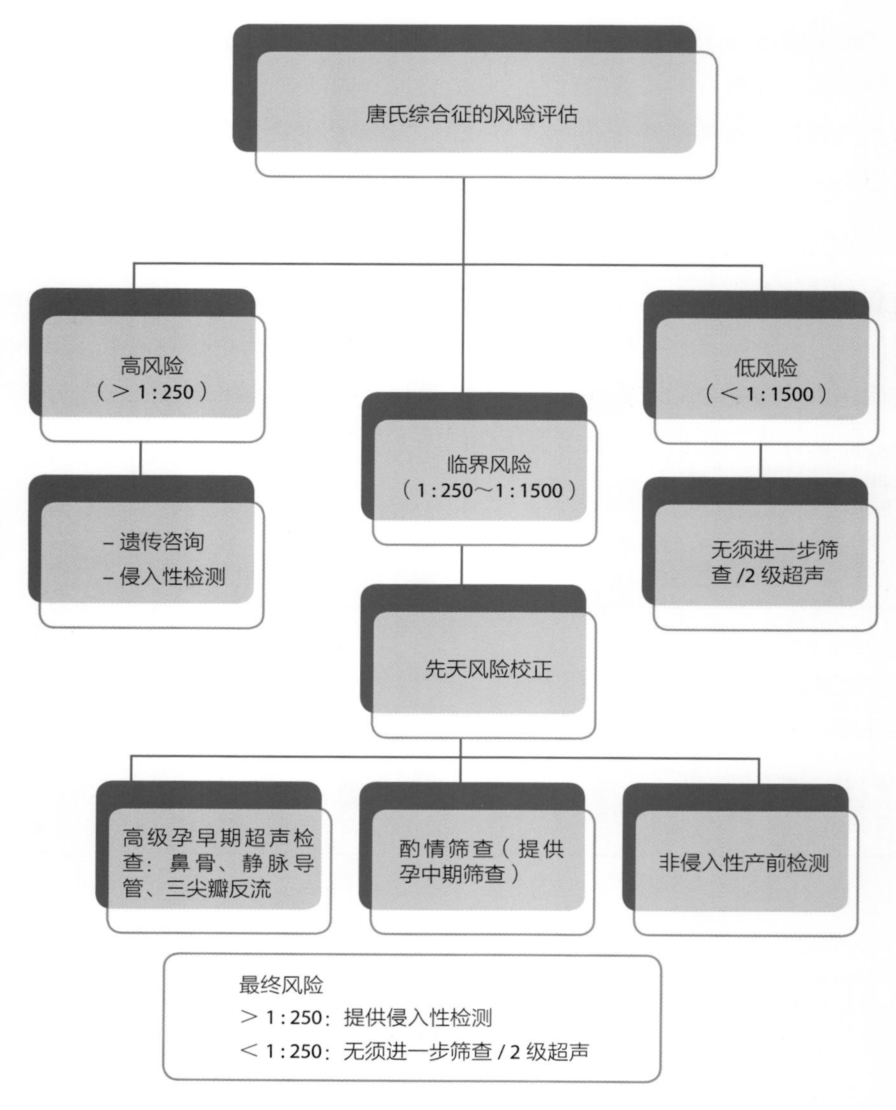

▲ 图 14–2　孕早期联合筛查的风险评估

产时和产后，一名患儿可同时存在多种损伤因素。

- 产科医生对生育过 MR 孩子且有备孕计划女性的首要处理是确定患儿的病因。
- 如果怀疑是遗传因素则必须向夫妻双方提供详细的孕前咨询。遗传学专家可建议对其患儿进行详细的遗传学检测和进行后续的产前诊断。
- 继发于分娩窒息的 MR 通常不会再发。
- 唐氏综合征是智力低下（ID）最常见的遗传形式。因此，每个孕妇都必须进行产前非整倍体筛查。

参考文献

[1] *American Psychiatric Association: Task Force on DSM-IV. Diagnostic and Statistical Manual of Mental Disorders: DSM-IV*. Washington, DC: American Psychiatric Association; 1994.
[2] American Academy of Pediatrics Committee on Children with Disabilities. Developmental surveillance and screening in infants and young children. *Pediatrics*. 2001;108:192–6.
[3] Kabra M, Gulati S. Mental retardation. *Indian J Pediatr*. 2003;70:153–8.
[4] Battaglia A, Carey JC. Diagnostic evaluation of developmental delay/mental retardation: An overview. *Am J Med Genet C Semin Med Genet*. 2003;117C:3–14.
[5] Aggarwal S, Bogula VR, Mandal K, Kumar R, Phadke SR. Aetiologic spectrum of mental retardation and development delay in India. *Indian J Med Res*. 2012;136: 436–44.
[6] Curry CJ, Stevenson RE, Aughton D et al. Evaluation of mental retardation: Recommendations of a Consensus Conference: American College of Medical Genetics. *Am J Med Genet*. 1997;72:468–77.
[7] Wapner RJ, Martin CL, Levy B et al. Chromosomal microarray versus karyotyping for prenatal diagnosis. *N Engl J Med*. 2012;367:2175–84.
[8] Martin JA, Hamilton BE, Ventura SJ, Osterman MJ, Mathews TJ. Births: Final data for 2011. *Natl Vital Stat Rep*. 2013;62: 1–70.
[9] Ensing S, Schaaf JM, Abu–Hanna A, Mol BWJ, Ravelli ACJ. Recurrence risk of low Apgar score among term singletons: A populationbased cohort study. *Acta Obstet Gynecol Scand*. 2014;93:897–904.
[10] Nussbaum RL, McInnes RR, Willard HF. *Principles of Clinical Cytogenetics and Genome Analysis. Thompson & Thompson Genetics in Medicine*. Philadelphia, PA: Elsevier; 2016:57–74.
[11] Sherman SL, Allen EG, Bean LH, Freeman SB. Epidemiology of Down syndrome. *Ment Retard Dev Disabil Res Rev*. 2007;13:221–7.
[12] American College of Obstetricians and Gynecologists. Screening for fetal aneuploidy. Practice Bulletin No. 163. *Obstet Gynecol*. 2016;127:e123–37.
[13] Gabbe S. *Obstetrics: Normal and Problem Pregnancies*. 7th ed. Philadelphia, PA: Elsevier; 2017.
[14] Arias F. *Arias' Practical Guide to High-Risk Pregnancy and Delivery*. Philadelphia, PA: Elsevier Health Sciences APAC; 2015.

第 15 章　生育过遗传性疾病患儿女性的妊娠管理

Approach to women with a previous child with a genetic disorder

Surbhi Gupta　著
吴媛媛　译

一、概述

目前世界范围内，疾病模式正向传染性疾病逐渐减少、非传染性疾病相对增加过渡。先天性异常作为非传染性疾病之一，已成为导致死亡、特别是围产期死亡的重要病因。先天性异常是指功能或结构缺陷，大多发生在胎儿时期，可在宫内、出生时或出生后发现。《全球疾病负担研究》（2013年版）将先天性异常纳入5岁以下儿童死亡的十大原因之一[1]。美国出生缺陷基金会（MOD）发布的关于出生缺陷的报告表明，全世界每年有790万例严重出生缺陷的新生儿出生，其中94%发生在中低收入国家[2]。

许多先天性异常是由基因或染色体缺陷引起的，这些疾病被称为遗传性疾病，是围产儿死亡的原因之一，占比为20%～25%[3]。缺陷范围从DNA的单个碱基到整个染色体的异常，如一条染色体或一组染色体的缺失或重复。这些疾病中一部分是遗传性的，其他则是由基因突变引起的。在印度，许多因素影响遗传性疾病的发生。首先，近亲结婚在印度的许多地区都非常普遍；其次，印度有很高的出生率，因此，大量新生儿出生时患有遗传性疾病；最后，印度缺乏好的医疗设备和诊疗水平，这些有利于对遗传性疾病进行更早期的诊断。

目前有许多检查可以评估胎儿患遗传性疾病的风险，这些检查方法称为筛查。而可以用来准确检出胎儿特殊异常的检查，称为诊断检查。这两种技术均可提供给孕妇。既往生育过遗传性疾病患儿的夫妻应接受遗传咨询，并决定进行筛查或诊断。

二、人类基因

在讨论遗传性疾病之前，首先应了解人类基因。人类基因组是整个人类遗传学的宝库，它由46条染色体组成，其中包括44条常染色体和2条性染色体。这些染色体由DNA碱基对组成，带有遗传信息的DNA片段称为基因，基因包含了我们身体的“密码及指令”。除了位于性染色体上的基因之外，基因都是成对存在的。受精后，胚胎包含 23 对染色体（每个亲本各 23 条），因此，胎儿从母亲那里获得一半的基因，从父亲那里获得另一半。

三、遗传方式

不同类型的遗传方式如下。

- 单基因遗传。
- 多基因遗传。
- 染色体病。
- 线粒体遗传。

（一）单基因遗传

单基因遗传也被称为孟德尔遗传或单个基因遗传，它是由单个基因的 DNA 序列发生变化或突变引起的。根据遗传模式的不同，单基因遗传病可分为常染色体显性遗传、常染色体隐性遗传和性连锁遗传。

1. 常染色体显性遗传

一对等位基因中仅需单个突变即可使个体表现出临床表型。疾病的等位基因位于 44 条常染色体上。如果双亲中有一方患病，后代遗传患病的概率为 50%，例如 I 型神经纤维瘤病、马方综合征、亨廷顿舞蹈病。

2. 常染色体隐性遗传

当一对等位基因均发生突变时，个体才会出现临床表型。因此，亲代是大多数疾病的携带者时，没有临床表现；子代只有遗传到这个基因的 2 个异常突变时才会发病，因此后代有 25% 的可能性患有这种疾病。与携带者父母相似，子代成为该病携带者的概率为 50%。目前已知部分隐性遗传性疾病在某些人种和族裔人群中更为常见，如囊性纤维化、镰状细胞性贫血和 Tay–Sachs 病。

3. 性连锁遗传

由位于性染色体（X 或 Y 染色体）上的基因引起的疾病，称为性连锁遗传病，包括 X 连锁隐性遗传和 X 连锁显性遗传。

(1) X 连锁隐性遗传：由于女性具有 2 个 X 染色体，通常不会发病。对于女性携带者，她的儿子有 50% 的机会遗传这个疾病，而女儿则有 50% 的可能性成为携带者。对于具有临床表型的女性患者，她的女儿均为不表现临床表型的携带者，儿子均为患者。男性患者将疾病等位基因遗传给女儿，不会遗传儿子。典型病例包括杜氏进行性肌营养不良和脆性 X 综合征。

(2) X 连锁显性遗传：由于男性患者病情较重，通常在疾病诊断前男性胎儿就发生流产，因此多数情况下只有女性患者出生，如 Aicardi 综合征和 Rett 综合征。

（二）多基因遗传

多基因遗传病是由环境因素引起多个基因突变导致的疾病，这类疾病可以在家族中多人发生，但遗传方式尚不明确。神经管缺陷、先天性心脏病和唇腭裂是多基因遗传病的典型代表。许多人先天携带肿瘤或糖尿病的易感基因，但却未发展成这类疾病，可能由于环境因素（如接触致癌物、吸烟、高脂饮食或超重）也是诱导这类疾病发生的“扳机”。

（三）染色体病

1. 非整倍体

部分遗传性疾病是由于染色体数目过多或过少引起的，染色体数目异常称为非整倍体。非整倍体通常是由卵细胞或精子中染色体数目异常引起，这些异常大多在卵细胞或精子形成时发生，具有偶然性。然而，随着女性年龄增长，卵细胞形成过程中染色体数目异常的发生率增加，因此非整倍体异常的发生率也随之增加。染色体非整倍体畸形的儿童大多表现为智力异常和（或）身体缺陷，最常见的非整倍体畸形是染色体三体，这是由于多了一条染色体引起的，如13三体（Patau综合征）、18三体（爱德华氏综合征）和21三体（唐氏综合征）。

与染色体三体综合征相比，由于染色体缺失引起的染色体单体更为少见，典型的单体综合征是Turner综合征，其患者为女性，且仅有1条X染色体。

2. 染色体结构异常

一些遗传性疾病是由染色体结构异常引起的，这些疾病有时称为染色体结构畸形。部分染色体结构畸形是由于卵细胞或精子中异常染色体遗传而来，其他则发生在胚胎发育时期或更晚。

染色体结构畸形包括染色体部分或片段丢失（缺失）、染色体部分片段复制（重复）或一条染色体的部分片段断裂并重新结合到另一条染色体上（易位）。

染色体易位并不一定致病或导致身体缺陷。当遗传物质丢失或增加时，染色体易位称为不平衡易位。平衡易位不引起遗传物质数目的改变，患者通常无须进行医疗干预。然而，平衡易位患者可以生育不平衡易位的患儿，染色体不平衡易位也与复发性流产相关。

染色体结构畸形根据发生改变的染色体编号命名，有时还根据缺失、插入或易位发生的位置命名，如5p缺失综合征（猫叫综合征）和22q11.2微缺失综合征（DiGeorge综合征）。

（四）线粒体遗传

只有女性才能将线粒体遗传物质遗传给后代，患病女性将致病基因传递给男性和女性后代的风险是相似的。若母亲仅有小部分线粒体基因突变，一般不会患病。然而，当具有突变DNA的线粒体在受精卵中复制较多时，子代可能患病。因此，是否患病取决于子代突变的线粒体DNA的多少。典型病例包括Leber遗传性视神经病和MELAS综合征（线粒体肌病脑病伴乳酸中毒及中风样发作）。

四、高危因素

应该仔细考虑妊娠前或早期妊娠的就诊医院。由于一系列原因，这类夫妻应尽早就诊于基层医疗机构。遗传性疾病的患儿发生风险随着以下危险因素而升高。

- 夫妻有一方或双方年龄偏大[4]。
- 夫妻双方至少一方患有遗传性疾病。
- 曾生育过患有遗传性疾病的患儿。

- 有明确遗传性疾病的家族史。
- 夫妻双方或一方为某种遗传性疾病携带者发生率较高的人群。

基层医疗机构的每位医生的关键作用是监测已知的高危因素，并向具有高危因素的夫妻建议进行遗传咨询。在上面提到的各种情况下，专门从事遗传咨询的医生或擅长遗传学的保健医生非常重要。遗传咨询师详细了解既往史和家族史后，可以就最适合夫妻双方的检查提出建议，该过程包括以下两个步骤。

1. 发现并评估高危因素。
2. 评估遗传风险并给出检查方案。

五、如何识别高危因素

遗传咨询是双向互动，而不仅仅是提供建议。这是一个持续的过程。患者的决定因个人因素、家庭和文化背景而异，它帮助人们解决这种疾病对于生育后代及其他方面的影响。

我们讨论了一对生育遗传性疾病患儿的夫妻的案例。夫妻双方进行遗传咨询的最佳时期是妊娠前，有充足的时间进行临床评估、基础检查，必要时进行交叉咨询，最终得到结果并给出诊断。这时可以对再次妊娠进行适当的计划与监测。评估应从患有遗传性疾病的先证者开始进行（图 15–1）。

（一）询问家族史

根据详细的家族史绘制系谱图是遗传咨询必须进行的一步，该过程应仔细询问夫妻双方既往的所有子女和其他家庭成员（如父母、兄弟姐妹、母系和父系亲属、祖父母等）的既往诊疗记录。详细记录询问结果，必要时了解死亡原因及死亡年龄。即使发现疾病与夫妻一方家族有关，询问另一方家族史的详细信息也是非常重要的。家族史中需要重点关注种族背景和出生地，它们可能与隐性遗传性疾病的发病风险相关。医疗团队应查阅该家族的检查报告以了解所有相关病史，若有先证者

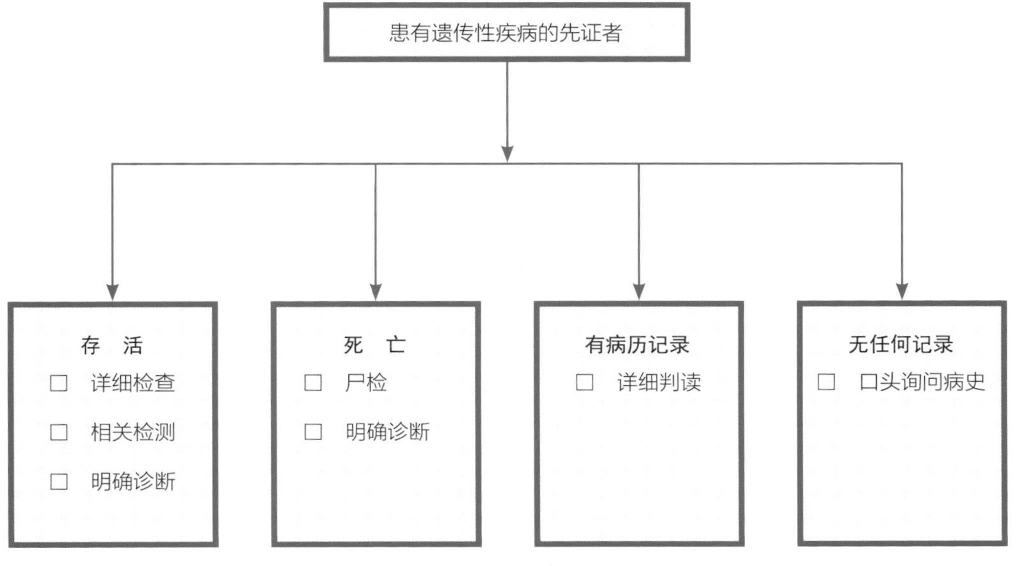

▲ 图 15–1 遗传性疾病的先证者评估

照片也应同时查看。另外，还应详细询问夫妻产前检查过程中是否有超声异常表现（如颈项透明层增厚、先天性心脏病或唇腭裂），是否有致畸物接触史，子代的出生情况及生长发育情况，首次发病年龄及疾病进展情况。

（二）体格检查

应对先证者进行从头到脚的详细全面的检查，找出所有异常的临床特征，随后针对该异常临床表现进行详尽的系统检查。在征得父母的知情同意后，还应给先证者留取影像资料。

（三）检测流程

先证者是否存活	
是	染色体异常检查
	单基因疾病检查
否	携带者筛查
	产前诊断

六、染色体异常的检查

- 常规染色体核型分析。
- 荧光原位杂交。
- 多重连接依赖探针扩增技术。
- 产前细菌人工染色体标记——微珠分离技术。
- 比较基因组杂交技术。

（一）常规染色体核型分析

为检测染色体的缺失、重复或损伤，将染色体按从小到大的顺序排列并构成图像，称为染色体核型分析。通常对染色体进行显微镜下研究，需要将染色体在分裂中期放大约1000倍。在分裂中期，使用微管聚合抑制药（如秋水仙碱）来抑制有丝分裂，制备可观察的核型，然后将其平铺在载玻片上，并用Giemsa染色（G显带染色）。染色体核型可显示以下内容。

- 染色体数目异常。
- 一个或多个染色体形态异常。
- 染色体断裂。

它的主要缺点是大约需要2周时间完成，并且无法识别染色体小片段的异常。

（二）荧光原位杂交

染色体在载玻片上变性，DNA解链为单链并与荧光DNA探针（这个探针是指与目的序列互补的 DNA 序列）混合，孵育过夜后形成特异性杂交序列。若染色体样本仅显示一个信号，表明 DNA 序列存在单链缺失；反之，若显示两个以上信号，则说明存在重复。荧光原位杂交技术（FISH）只能识别已知的微缺失综合征，因此仅用于确定临床特征高度可疑的诊断。

（三）多重连接依赖探针扩增技术

该技术可以在一个反应体系中识别多种异常，但仍局限于最常见的缺失和微缺失综合征。每个实验可使用 40 个探针 [5]。

（四）产前细菌人工染色体标记——微珠分离技术

该检测可识别常见的 13、18、21、X 或 Y 染色体三体综合征，以及其他 9 种常见的微缺失综合征。细菌人工染色体是已经整合到细菌中的 DNA 序列，可以用于扩增大量目标序列。将来自每个目标染色体区域的细菌人工染色体固定在微珠上，微珠固化有三个荧光标记，用于定量反应，随后加入样本 DNA 并分析。它在每个染色体臂使用两个探针，近端染色体使用三个探针，目前已被证实是检测染色体三体的准确方法 [6]。由于不存在培养失败的问题，该技术可用于孕期检查。片段过小的缺失和重复由于总体检出率较低，因此可能不适合使用此技术。

（五）比较基因组杂交技术

检测的原理是将给定样本 DNA（如肿瘤 DNA）的总基因组 DNA，与正常细胞的基因组 DNA 进行比较。在载玻片上固定数以千计标记的 DNA 小片段（探针）称为阵列，用荧光染料标记患者 DNA，用另一种颜色的荧光染料标记对照组，使患者与对照组 DNA 变性解链为单链，然后混合在一起置于载玻片上，当患者 DNA 匹配到阵列上的探针时即发生杂交，随后扫描阵列并检测荧光强度。比较基因组杂交技术是目前诊断不明的儿童生长发育迟缓的最佳选择，它可以检出额外 12%～15% 未能明确诊断的儿童智力发育迟缓的病因 [7]。该检测的缺点是可能检出临床意义未明的 DNA 数量变化。

七、单基因疾病的检查

基因分为外显子和内含子，外显子是编码区，测序需从外显子或内含子的一侧开始。单基因缺陷的检测包括：① Sanger 测序；②突变阻滞扩增系统检测；③二代测序技术。

（一）Sanger 测序

双链 DNA 变性后，用荧光染料标记正常核苷酸和突变核苷酸，随后加入聚合酶合成序列。该检测适用于对已知突变的疾病进行准确测序，如镰状细胞性贫血等。不足之处是只能对反应中的少部分 DNA 进行分析，这使得检测耗时较长且较为昂贵。

（二）扩增阻滞突变系统检测

在这项检测中，被检测的突变都会有两种反应结果，野生型引物只扩增正常序列，突变型引物只扩增突变序列。这是寻找囊性纤维化和珠蛋白生成障碍性贫血中常见突变的快速方法，仅适用于单个碱基的突变或小片段的缺失[8]。

（三）二代测序技术

该检测是整个基因组片段化后，将目标区域下拉到载有DNA探针的载玻片上，并将其余不需要的DNA从样本上洗掉，随后扩增样本DNA并通过不同的平台读取数据。检测的准确性取决于每个目标区域的基因拷贝数捕获数量，即读取深度。对多个基因进行测序需要分析数据、识别突变体，随后确定可能致病的突变位点[9]。该检测可以同时对大量DNA进行测序，对于某种特殊表型，比较具有相同表型患儿同一个基因内的突变，是确定该表型可能的致病基因非常有效的方法。本检测方法适用于临床表型可能由多种不同基因引起的疾病，如Noonan综合征等。

八、携带者筛查

为确定是否携带隐性疾病相关基因，亲代双方都需要进行携带者筛查。该检测可以使用血液样本或唾液样本进行，检测结果可以确定受试者是否携带某些特殊基因。通常建议因其家族史、种族或人种因素而具有较高遗传风险的人进行携带者筛查。

另一种携带者筛查技术称为扩展性携带者筛查。利用该技术可以以较高的准确度和相对较低的成本筛查各种疾病，更适合于那些既往没有家族史的人。现在，许多实验室可以进行扩展携带者筛查检测，若了解某疾病的携带情况，未来在妊娠期就无须再次对该疾病进行检查。

（一）结果判读

若检测结果为阴性，则无须进一步处理；相反，若检测结果为阳性，伴侣也需要进行检测。若伴侣进一步检测也为阳性，遗传咨询师或保健医生应告知生育患有该疾病子代及其他子代的可能风险。遗传咨询对于识别遗传风险，向患者提供合适的咨询及告知患者相关风险以帮助决策非常重要[10]。

（二）筛查时机

受试者可在妊娠前或妊娠早期进行携带者筛查。

（三）亲代一方为携带者

携带者通常不会发病，也不意味着所有的子代都会发病，保健医生或遗传咨询师可以计算出子代患病或成为携带者的概率。在这种情况下，夫妻双方可考虑以下几种选择。

• 若在妊娠前进行筛查，可选择继续备孕，并考虑妊娠期进行产前诊断。夫妻双方还可以考虑使用供卵或供精进行体外受精，胚胎植入前遗传诊断也是可以考虑的。

• 若在妊娠期进行筛查，在条件允许的情况下，建议进行产前诊断，以明确胎儿是否患病。同时，还应告知其他家庭成员其同样为携带者的可能性。

九、产前检查

• 产前筛查。

• 产前诊断。

（一）产前筛查

产前筛查可以用来评估胎儿患有 21 三体综合征和其他三体综合征及神经管缺陷的风险。这些检查的主要作用是评估胎儿的患病风险，而不是确定胎儿是否患病。这些筛查非常安全，对胎儿没有任何影响。

筛查检测可以在孕早期和孕中期进行，筛查结果可以通过多种方式结合，联合筛查和顺序筛查的检出率高于单项筛查。

妊娠周数和医疗团队对最适于夫妻的筛查的评估决定了进行哪种类型的筛查检测。

生育非整倍体患儿高风险的孕妇可以进行另一种类型的筛查，即胎儿游离 DNA 检测。

1. 胎儿游离 DNA 检测

胎儿游离 DNA 检测是一项用于孕妇的筛查检测。母体外周血中存在主要来自胎盘的少量胎儿游离 DNA。该检测抽取母体外周血作为样本，检测胎儿各种染色体三体和性染色体异常[11]。这项检测对于 21 三体综合征的准确率高达 99%，并且对于胎儿染色体异常高风险的孕妇，它的假阳性率非常低。孕妇可在妊娠第 10 周时进行这项检查，结果大约需要 1 周时间。

胎儿游离 DNA 检测是一种筛查检测，最适合于胎儿遗传性疾病高风险的孕妇，如既往生育过染色体异常患儿的孕妇。这项检测存在一定的局限性。首先，多胎妊娠不建议进行该检查；其次，它不能筛查神经管缺陷。因此，为了检查这些疾病，需要进行额外的筛查检测。另外，尽管它对识别高危孕妇胎儿染色体异常的准确率较高，但仍然不如诊断检查准确。因此，对于阳性结果建议进行诊断检查验证。

2. 孕早期筛查

孕妇年龄、血清学检测联合超声筛查是孕早期筛查的一部分，称为孕早期联合筛查。它是在孕 11～13^{+6} 周完成，用以评估胎儿 21 三体综合征和其他染色体非整倍体异常的风险。血清学筛查是检测母体血液两种不同蛋白质 β- 人绒毛膜促性腺激素和妊娠相关蛋白的水平。超声筛查又称为胎儿颈项透明层厚度筛查，是测量胎儿颈项后部透明层的厚度。NT 增厚是唐氏综合征、18 三体综合征或其他染色体异常的标志。

3. 孕中期筛查

孕中期筛查胎儿染色体异常主要有三种检测方法，即详细的超声筛查，血清学三联筛查和四联筛查。血清学三联筛查中的标记物是甲胎蛋白、β-hCG 和游离雌三醇，四联筛查中还增加了抑制素 A。

通常在妊娠 18～20 周对胎儿进行全面的超声检查，有时也称为系统结构畸形筛查。它不是筛查胎儿染色体异常的首选检查，但可用于胎儿 21 三体和其他染色体异常在此阶段首次出现临床表现的孕妇。在检查中可以看到许多超声标记，称为超声软指标，如颈项透明层增厚、肠管回声增强、心室强光斑、长骨短小、唇腭裂等。然而，这些超声软指标的存在并不代表一定存在胎儿染色体异常，仅表示增加了胎儿染色体异常的风险。

随着孕早期筛查的准确性升高，血清学三联和四联筛查的应用逐渐减少。

4. 结果判读

注意检查结果存在假阳性和假阴性的可能及这些结果在各种检查中的可能影响是非常重要的。

根据风险低于或高于临界点，结果被描述为“阴性”或“阳性”，不同的实验室具有不同的临界点。

5. 筛查结果提示风险升高

若筛查结果提示风险升高，需要通过诊断检查来进行进一步评估。

（二）产前诊断

胎儿是否患有遗传性疾病可以根据产前诊断提供的结果确定。这些检查通过对孕早期 11～13 周绒毛膜穿刺术（CVS）或 15～20 周羊膜腔穿刺术获得的胎儿细胞中的 DNA 进行检测分析[12]，通常 7 天或 15 天内分别获得检测结果[12]。检测这些细胞具有多种方法，收集细胞后可根据需要检测的疾病选择不同的方法。一种是对单基因病的检测，如果突变是已知的，可以通过直接分析突变基因来检测该疾病；若突变未知，则可以进行连锁分析来检测[13]。特殊检测还需要同时对父母进行验证和排除其他因素干扰[13]。

1. 羊膜腔穿刺术

羊膜腔穿刺术是用细针穿过孕妇的腹壁和子宫，抽取一定量的羊水作为样本进行检测。羊水中含有胎儿细胞。将这些细胞在实验室的特殊培养基中培养，当细胞培养好后，对其进行分析，来确定胎儿是否患有如 21 三体综合征或其他任何有家族史、超声异常表现的特殊遗传性疾病。

羊水也可以检测神经管缺陷。

羊膜腔穿刺术后可能出现如子宫收缩、阴道流血、感染和羊水渗漏等并发症。

2. 绒毛膜穿刺术

绒毛膜穿刺术通常比羊膜腔穿刺术更早进行，因此有更多的时间充分考虑后做出决定。然而，绒毛膜穿刺术的应用不像羊膜腔穿刺术那么普遍，并非所有的医院都可以进行检查。需要注意的是，绒毛膜穿刺术应由经验丰富的医生进行操作。

绒毛膜穿刺术是将导管经孕妇的阴道和宫颈送入胎盘（经阴道取样法），吸取少量绒毛进行检测，或将一根细针穿过孕妇的腹壁和子宫到达胎盘（经腹取样法）。吸取的绒毛组织中的细胞具有与胎儿相同的遗传物质。

随后细胞在培养基中生长，送往实验室并进行后续分析。

阴道出血、羊水渗漏和感染是绒毛膜穿刺术的一些常见并发症，其胎儿丢失的风险与羊膜腔穿刺术相似，因此应在具有救治能力的医疗中心，由经验丰富的医生进行操作。

3. 胚胎植入前遗传诊断

使用体外受精技术辅助生殖的夫妇，若具有较高的风险生育遗传性疾病患儿时，可以进行胚胎植入前遗传诊断。该检测是在胚胎植入子宫之前，先对胚胎进行检测，以确定其是否具有亲代遗传风险较高的某种已知遗传性疾病。目前已经使用了二代测序技术的全基因组检测来鉴定家族中的突变基因，以及胚胎活检中的细胞水平遗传学筛查[14-16]。

十、结论

遗传性疾病的风险存在多种原因，对于遗传咨询师和医疗团队而言，重要的是明确病史，进行相关检测并做出最终诊断。

诊断之后的遗传咨询将帮助个人或家庭。

1. 了解疾病、诊断、病情进展、可选择的治疗方法和进一步处理。
2. 了解疾病的遗传方式和再发风险。
3. 了解降低再发风险的方法。
4. 根据发病风险、伦理道德和宗教信仰，选择最合适的处理方法。
5. 采取必要的方法来治疗疾病。

参考文献

[1] Global Burden of Disease Pediatrics Collaboration. Global and national burden of diseases and injuries among children and adolescents between 1990 and 2013: Findings from the Global Burden of Disease 2013 study. *JAMA Pediatr*. 2016; 170(3):267–87.
[2] Christianson A, Howson CP, Modell B. March of Dimes: Global report on birth defects, the hidden toll of dying and disabled children. Research report. White Plains, NY: March of Dimes Birth Defects Foundation; 2006.
[3] Stavljenić–Rukavina A. Prenatal diagnosis of chromosomal disorders–molecular aspects. *EJIFCC*. 2008;19(1):2.
[4] Allen EG, Freeman SB, Druschel C et al. Maternal age and risk for trisomy 21 assessed by the origin of chromosome nondisjunction: A report from the Atlanta and National Down Syndrome Projects. *Hum Genet*. 2009;125(1):41–52.
[5] Willis AS, van den Veyver I, Eng CM. Multiplex ligation–dependent probe amplification (MLPA) and prenatal diagnosis. *Prenat Diagn*. 2012;32(4):315–20.
[6] Grati FR, Gomes DM, Ganesamoorthy D et al. Application of a new molecular technique for the genetic evaluation of products of conception. *Prenat Diagn*. 2013;33(1):32–41.
[7] Miller DT, Adam MP, Aradhya S et al. Consensus statement: Chromosomal microarray is a first–tier clinical diagnostic test for individuals with developmental disabilities or congenital anomalies. *Am J Hum Genet*. 2010;86(5):749–64.
[8] Newton CR, Graham A, Heptinstall LE et al. Analysis of any point mutation in DNA. The amplification refractory mutation system (ARMS). *Nucleic Acids Res*. 1989; 17(7):2503–16.
[9] Liu X, Han S, Wang Z, Gelernter J, Yang BZ. Variant callers for next–generation sequencing data: A comparison study. *PLOS ONE*. 2013;8(9):e75619.
[10] Bennett RL. The family medical history as a tool in preconception consultation. *J Community Genet*. 2012;3(3): 175–83.
[11] Allyse M, Minear MA, Berson E et al. Noninvasive prenatal testing: A review of international implementation and challenges. *Int J Womens Health*. 2015;7:113.
[12] Elce A, Boccia A, Cardillo G et al. Three novel CFTR polymorphic repeats improve segregation analysis for cystic fibrosis. *Clin Chem*. 2009;55(7):1372–9.
[13] Cariati F, Savarese M, D'Argenio V, Salvatore F, Tomaiuolo R. The SEeMORE strategy: Single–tube electrophoresis analysis–based genotyping to detect monogenic diseases rapidly and effectively from conception until birth. *Clin Chem Lab Med*. 2017;56(1):40–50.
[14] Treff NR, Fedick A, Tao X, Devkota B, Taylor D, Scott Jr RT. Evaluation of targeted nextgeneration sequencing–based preimplantation genetic diagnosis of monogenic disease. *Fertil Steril*. 2013;99(5):1377–84.
[15] Peters BA, Kermani BG, Alferov O et al. Detection and phasing of single base *de novo* mutations in biopsies from human *in vitro* fertilized embryos by advanced whole–genome sequencing. *Genome Res*. 2015;25(3):426–34.
[16] Kung A, Munné S, Bankowski B, Coates A, Wells D. Validation of next–generation sequencing for comprehensive chromosome screening of embryos. *Reprod Biomed Online*. 2015;31(6):760–9.